AF464573

MANUEL PRATIQUE

DES MALADIES DU CŒUR

ET

DES GROS VAISSEAUX.

PARIS. — IMPRIMERIE DE WITTERSHEIM,
8, Rue Montmorency.

MANUEL PRATIQUE

DES MALADIES DU CŒUR

ET

DES GROS VAISSEAUX,

OUVRAGE DESTINÉ A FACILITER ET A PROPAGER
L'ÉTUDE DE CES MALADIES;

PAR

F.-A. ARAN,

Intrene de première classe de l'Hôtel-Dieu de Paris, Lauréat des Hôpitaux,
Ancien Élève de l'École pratique, etc.

PARIS,

A LA LIBRAIRIE MÉDICALE DE JUST ROUVIER,

Rue de l'École-de-Médecine, N° 8.

1842.

PRÉFACE.

Malgré les travaux importants qui ont été publiés sur les maladies du cœur, l'étude de ces maladies est généralement négligée.

Les préjugés mal fondés qui règnent encore dans l'esprit de plusieurs médecins, sur l'impossibilité de reconnaître et de guérir ces affections, et surtout les dissidences qui existent entre les auteurs, n'ont pas peu contribué à jeter de la défaveur sur cette utile partie de la médecine.

Frappé de ces dissidences quand nous avons commencé à nous livrer à l'étude des affections du cœur, il nous a semblé que le meilleur moyen de prendre une juste idée de ces maladies était de réunir tous les matériaux fournis par les auteurs, et de vérifier, au lit du malade, l'exactitude de leurs observations.

C'est ce travail, ce sont ces recherches, que nous avions primitivement faits pour nous-même, que nous livrons aujourd'hui au public.

Les traités de Senac, de Corvisart, de Laennec, de Bertin, de M. Bouillaud, de M. Gendrin, et surtout l'excellent ouvrage d'un observateur que la mort vient d'enlever prématurément à la science (le docteur Hope), ont été nos principaux guides. Nous n'avons adopté complaisamment les opinions de personne. Nous ne pouvions avoir la prétention de faire du nouveau; mais nous avons comparé, et, autant que nous l'avons pu, nous avons vérifié par nous-même.

MANUEL PRATIQUE
DES MALADIES DU COEUR
ET
DES GROS VAISSEAUX.

PREMIÈRE PARTIE.

ANATOMIE ET PHYSIOLOGIE DU CŒUR.

CHAPITRE PREMIER.

ANATOMIE DU COEUR.

Il n'est pas aujourd'hui de vérité mieux établie en médecine que la nécessité où l'on se trouve d'étudier parfaitement tous les phénomènes et toutes les conditions de l'état sain, afin de pouvoir comprendre les modifications que les organes et les fonctions subissent à l'état morbide. Ce n'est qu'en comparant les transformations pathologiques avec ce que l'expérience nous a appris être l'état normal, que nous pouvons porter une affirmation sur la nature de telle ou de telle autre lésion, de telle ou de telle autre modification. La connaissance parfaite de l'anatomie et de la physiologie du cœur à l'état sain est donc indispensable à l'étude des maladies et des altérations pathologiques du cœur.

Nous n'avons cependant pas l'intention de placer ici des détails d'anatomie descriptive, que l'on trouve partout ; nous ne parlerons pas non plus de l'anatomie de texture, sur laquelle les travaux de Stenon, de Borelli, de Wolf, de Duncan, de M. Gerdy, ne laissent que très-peu à désirer.

Mais il est quelques points que les auteurs d'anatomie descriptive et topographique ont en général traités fort légèrement, comme la position exacte du cœur par rapport aux diverses parties qui l'environnent, le volume et le poids de cet organe, et le volume relatif de ses diverses parties entre elles.

Tout le monde sait que le cœur, organe central de la circulation, occupe dans la poitrine la partie inférieure du médiastin antérieur ; qu'il est enveloppé dans un sac fibro-séreux (le péricarde) ; qu'il repose sur le diaphragme ; que sa direction est oblique de haut en bas et d'arrière en avant ; que, libre par son corps et par sa pointe, il est fixe à sa base, d'où se détachent les gros vaisseaux.

Il suit des rapports précédents que le cœur, reposant sur le diaphragme et étant libre par sa pointe, décrit, à chaque mouvement du diaphragme, un arc de cercle dont l'axe du cœur est le rayon, et la base de cet organe le centre. Il serait impossible d'apprécier les changements qui arrivent dans les rapports de cet organe, si l'on n'avait un point de départ invariable dans sa position : ce point fixe, ce n'est pas la pointe qui suit les mouvements du diaphragme, mais bien le point où les grosses artères se détachent du cœur. Hope a montré, et M. Gendrin a confirmé par ses expériences, que ce point où se termine la mobilité du cœur et des gros vaisseaux qui en naissent, que cet axe des mouvements correspond à la moitié de la hauteur, et au centre de l'artère pulmonaire, c'est-à-dire au milieu de l'espace compris entre l'origine et la division de cette artère, ou plutôt au milieu de l'espace compris entre les articulations synchondro-sternales des deuxième et troisième côtes gauches.

A leur origine, les deux gros troncs artériels qui naissent du cœur sont superposés ; l'aorte, qui est postérieure, dépasse à droite le bord de l'artère pulmonaire d'environ un tiers de son volume. Si l'on tire, d'un côté à l'autre, une ligne horizontale, le long du bord inférieur des deux troisièmes côtes, cette ligne passe sur les valvules de l'artère pulmonaire, qu'elle laisse un peu à gauche de la ligne médiane; les valvules de l'aorte sont situées derrière les précédentes, mais à environ un demi-pouce plus bas, de manière à ce que la ligne artificielle dont nous avons parlé passe, d'une part, au-dessus de la base des valvules de l'artère pulmonaire; tandis que, de l'autre, elle correspond au bord libre des valvules de l'aorte. C'est sur le trajet de cette ligne, et par conséquent au niveau du bord inférieur de la troisième côte, que les murmures produits par les maladies de ces valvules se trouvent à leur maximum. De ce point, l'artère pulmonaire et l'artère aorte montent; l'artère pulmonaire, d'abord en contact avec le sternum, s'incline ensuite à gauche, jusqu'à ce qu'elle atteigne l'intervalle compris entre la deuxième et la troisième côtes, où se trouve le point fixe des mouvements dont nous venons de parler. Si, au lieu d'enfoncer une aiguille dans le deuxième espace intercostal, on l'enfonce immédiatement sous le bord inférieur de l'articulation synchondro-sternale de la deuxième côte, l'aiguille traverse l'artère pulmonaire au niveau de sa bifurcation, et rencontre derrière elle la cicatrice du canal artériel. L'aorte, s'inclinant légèrement à droite, se porte ensuite de droite à gauche, en passant au-devant de la branche droite de l'artère pulmonaire, et se trouve en rapport avec le sternum au moment où elle se dégage de dessous l'artère pulmonaire, c'est-à-dire au niveau du bord supérieur de l'articulation synchondro-sternale de la deuxième côte droite. C'est même sous cette dernière articulation que se trouve l'origine du tronc brachio-céphalique. Quant aux origines des artères carotide et sous-clavière gauches, elles se trouvent sous le sternum, derrière l'articulation synchondro-sternale de la deuxième côte gauche et derrière la branche gauche de l'artère pulmonaire.

Les orifices auriculo-ventriculaires sont situés dans l'espace compris entre la troisième et la quatrième côtes gauches, près du sternum; seulement celui du ventricule droit est un peu plus bas que celui du ventricule gauche.

Le cœur repose sur le diaphragme par sa face aplatie; sa pointe est inclinée en bas, en avant et à gauche; sa base regarde en haut, en arrière et à droite de la poitrine; le ventricule gauche est postérieur et supérieur; le ventricule droit est antérieur et inférieur.

La pointe du cœur bat ordinairement entre les cartilages de la cinquième et de la sixième côtes gauches, et quelquefois entre les cartilages de la quatrième et de la cinquième, à quatre ou cinq centimètres du bord gauche du sternum; chez les femmes et les enfants, elle bat plus souvent entre la quatrième et la cinquième côtes gauches.

L'oreillette droite, située en avant et à droite de la base du cœur, est en partie recouverte par le bord antérieur du poumon droit; mais son appendice et une partie de son corps correspondent immédiatement au sternum, c'est-à-dire à l'articulation synchondro-sternale de la troisième côte. L'oreillette gauche, située en arrière et à gauche de la base du cœur, recouverte ainsi que son appendice par le bord antérieur du poumon gauche, répond médiatement à l'intervalle de la troisième et de la quatrième côtes.

La ligne verticale des articulations synchondro-sternales coupe le cœur en deux parties inégales, laissant un tiers à droite et deux tiers à gauche. La portion du cœur située à droite comprend l'extrémité supérieure du ventricule droit et l'oreillette droite; la portion située à gauche comprend la partie inférieure du ventricule droit, le ventricule et l'oreillette gauches.

Le péricarde a un aspect piriforme: dilaté à sa partie médiane et s'étendant surtout à gauche, il va en se rétrécissant à mesure qu'on se rapproche du point où il se réfléchit sur les grosses artères qui naissent de la base du cœur, c'est-à-dire au niveau de l'articulation synchondro-sternale de la deuxième côte gauche.

Les poumons descendent séparément, dans l'étendue de deux pouces, le long des bords du sternum; ils recouvrent la base du cœur, peu du côté droit, dans une plus grande étendue du côté gauche; de là ils s'éloignent l'un de l'autre, à gauche suivant le trajet d'une ligne oblique tirée de l'extrémité interne du cartilage de la deuxième côte, à l'extrémité antérieure de la dernière côte; à droite, suivant une ligne tirée de l'extrémité médiane et supérieure du sternum, à l'extrémité antérieure de la première fausse-côte; et par cet écartement ils laissent à découvert une portion considérable du ventricule droit et une portion beaucoup plus petite de la partie inférieure du ventricule gauche.

Nous sommes loin d'attacher à l'appréciation du poids et du volume du cœur toute l'importance que quelques personnes leur accordent : nous savons que, variables suivant les sujets, ils le sont encore chez le même sujet à diverses époques de sa vie, et sous des influences très-variées ; mais nous pensons aussi que toutes les sciences gagnent en précision et en certitude à établir des termes moyens, des *étalons* auxquels on puisse comparer les altérations qu'on observe ; nous pensons enfin qu'il faut laisser aussi peu que possible à l'arbitraire dans l'appréciation de la quantité, parce que peu de personnes jugent sainement en cette partie. Nous ferons donc connaître tout ce qui est relatif au volume et au poids du cœur ; mais nous renvoyons à en parler à l'article *Hypertrophie*, où toutes ces données se trouveront plus à leur place.

CHAPITRE II.

PHYSIOLOGIE DES BATTEMENTS ET DES BRUITS DU COEUR.

1re SECTION.

Des battements du cœur.

Il suffit d'appliquer un instant la main sur la région précordiale pour reconnaître que le cœur exécute des mouvements : le choc que l'on perçoit à cette région, et qui constitue ce qu'on appelle l'*impulsion*, ne peut laisser aucun doute à cet égard. On a donné le nom de *systole* à la contraction des cavités du cœur, et le nom de *diastole* à leur dilatation (1).

(1) La diastole et la systole sont-elles des mouvements actifs du cœur ?

Tout le monde sait que le sang arrive par les grosses veines dans les oreillettes; que des oreillettes il passe dans les ventricules, d'où il est projeté dans l'aorte et dans l'artère pulmonaire. Mais dans quel ordre, dans quelle succession se font la contraction et la dilatation des cavités du cœur? Suivant Haller, les oreillettes se contractent simultanément, tandis que les ventricules sont en repos; et, lorsqu'elles sont tombées dans le relâchement, les ventricules se contractent simultanément comme les oreillettes; à cette contraction succède un relâchement, qui est un véritable repos des ventricules : c'est pendant cet intervalle qu'apparaissent de nouveau les contractions des oreillettes. Comme on le voit, Haller supposait que la contraction des oreillettes était tout-à-fait indépendante de celle des ventricules, et que la contraction de ces derniers ne commençait qu'après le relâchement des oreillettes. M. Magendie est allé encore plus loin: il a admis une espèce d'antagonisme, en vertu duquel les oreillettes et les ventricules se resserrent et se dilatent alternativement, de manière que le resserrement des oreillettes coïncide avec la dilatation des ventricules, et la contraction des ventricules avec la dilatation des oreillettes.

Les belles expériences du docteur Hope ont manifestement prouvé (contrairement à l'opinion de M. Magendie) que l'enchaînement des mouvements du cœur se fait de la manière suivante :

Le premier mouvement du cœur, qui interrompt l'intervalle de repos, est la systole de l'oreillette; elle consiste en un mouvement de contraction léger et très-court, plus marqué vers l'appendice que partout ailleurs, se propageant par un mouvement rapide et comme vermiculaire vers le ventricule, et se ter-

---

Cette question a été diversement résolue. Il ne peut y avoir de doute sur le caractère actif de la systole, qui s'accompagne dans le cœur des mêmes phénomènes que la contraction dans les muscles de la vie animale; quant à la diastole, il est difficile d'admettre qu'elle soit active, puisqu'il n'existe aucun ordre de fibres pour l'opérer. Il est donc probable qu'elle est le résultat de cette propriété qui appartient aux muscles, et en vertu de laquelle ils passent de l'état de relâchement à l'état de repos; c'est tout simplement un phénomène d'élasticité.

minant dans la systole de ce ventricule, plutôt par continuité d'action que par deux mouvements successifs.

La systole des ventricules commence subitement, et, au moment où les valvules auriculo-ventriculaires se ferment, on perçoit, surtout dans leur voisinage, une forte impulsion latérale; en même temps, les parois du cœur prennent une grande dureté : la pointe est portée en avant et se rapproche de la base; en d'autres termes, le diamètre vertical du cœur se raccourcit et son diamètre transversal augmente. Avec la systole coïncident le choc de la pointe du cœur contre les côtes, le pouls ou la diastole artérielle dans les artères rapprochées du cœur, et enfin un bruit particulier que nous étudierons plus loin sous le nom de *premier bruit* ou de *bruit systolique*.

La systole des ventricules est suivie de leur diastole, pendant laquelle ils reviennent, par une expansion instantanée, sensible au toucher et à la vue, au même état où ils se trouvaient dans le précédent intervalle de repos. Le mouvement de diastole est accompagné de l'afflux du sang des oreillettes dans les ventricules, d'une légère rétraction des cavités auriculaires, de l'éloignement de la pointe du cœur des parois de la poitrine, et d'un bruit particulier dont nous parlerons bientôt sous le nom de *second bruit* ou *bruit diastolique*.

Vient ensuite l'intervalle de repos, pendant lequel les ventricules restent dans un état de plénitude sans distension. Cet intervalle mesure le temps qui s'écoule entre le second et le premier bruit du cœur; l'oreillette ne demeure en repos que pendant la première portion de cet intervalle; le reste est occupé par la contraction de cette cavité, et avec elle recommence toute la série des mouvements que nous venons de décrire.

On donne le nom de battement complet ou de révolution du cœur à l'ensemble des mouvements et des repos qui constituent l'action de cet organe, depuis une systole jusqu'à la systole suivante. Le cœur accomplit ordinairement sa révolution en une seconde et quelquefois en moins de temps chez l'adulte; et le nombre des battements, en les supposant seulement à 60 par minute, s'élève dans une heure à 3,600, et dans un jour à 86,400.

Suivant Laennec, la durée respective des différents mouvements qui composent un battement du cœur est la suivante : la systole des ventricules occupe la moitié ou environ de la durée totale d'un battement ; la diastole ventriculaire en occupe un quart, ou au plus un tiers ; et l'autre quart, ou un peu moins, appartient à l'intervalle de repos. (C'est dans la dernière portion de cet intervalle que se place la systole des oreillettes.)

M. Bryan, qui a mesuré, par un procédé assez ingénieux, la durée des divers mouvements du cœur, est arrivé à ce résultat, que la contraction des ventricules n'occupe pas la moitié de la durée d'un battement, mais seulement un peu moins d'un tiers de cette durée.

M. Gendrin, apportant dans l'examen de cette question toute la rigueur d'observation qui lui est habituelle, a trouvé, en mesurant avec une montre à secondes, que la durée de la contraction des ventricules, mesurée par la durée du choc de la pointe du cœur sur les parois de la poitrine, est moindre que 24 tierces ou 2/5es de seconde ; que la contraction systolique, le temps de silence qui la suit et le bruit diastolique se font en 30 tierces ou une demi-seconde ; et que, par conséquent, pendant plus d'une demi-seconde le cœur, relâché et laissant pénétrer le sang dans ses cavités, reste dans un état complet de repos. La connaissance de la durée des divers actes du cœur n'est pas une chose de pure curiosité, puisque c'est par elle que nous pouvons déterminer pendant combien de temps les diverses cavités du cœur sont en action. Si l'on admet l'opinion de Laennec, les ventricules ont douze heures de repos sur vingt-quatre, et les oreillettes dix-huit heures ; tandis que, d'après M. Bryan, les ventricules auraient de seize à dix-sept heures de repos. M. Hope pense, au contraire, qu'ils n'ont que six heures de repos ; mais il est vrai de dire qu'il ne tient pas compte des six heures qu'occupe la diastole des ventricules, qu'il regarde comme n'étant pas un véritable repos. Quant aux oreillettes, cet auteur prétend que la durée de leur repos doit être égale à celle du repos des ventricules. D'après l'évaluation beaucoup plus précise de M. Gendrin, la contraction active et énergique du cœur ne dure en réalité que quatre ou cinq heures par jour. Cet organe met à passer de l'état de contraction active à l'état de repos complet un temps presque double de celui de la contraction initiale instantanée, c'est-à-dire un peu moins de six heures; enfin le repos complet est de plus de douze heures; quant au repos des oreillettes, M. Gendrin l'évalue à quinze ou vingt tierces par seconde (quinze ou seize heures par jour).

S'il est un phénomène de la contraction du cœur qui ait vivement occupé les physiologistes, c'est certainement le choc de la pointe du cœur contre la région précordiale, c'est-à-dire l'*impulsion* de cet organe. Tout le monde reconnaît aujourd'hui que ce choc se produit pendant la systole, et qu'il coïncide avec la systole des ventricules; on est étonné de voir des hommes de mérite comme MM. Pigeaux et Beau soutenir l'opinion contraire; car il suffit de placer une main sur la région précordiale et l'autre sur la carotide, pour constater que l'impulsion artérielle correspond parfaitement à l'impulsion de l'extrémité du cœur; il suffit encore de mettre à nu le cœur d'un animal vivant pour reconnaître que la pointe du cœur se porte constamment en avant pendant la systole, tandis que pendant la diastole le cœur n'éprouve aucun déplacement. Il est évident que c'est dans le choc de la pointe du cœur contre la paroi thoracique que se trouve la cause de l'impulsion du cœur; or, comme le ventricule gauche forme le plus souvent cette pointe, il s'ensuit que ce ventricule est le principal agent du choc de la pointe du cœur contre la poitrine; mais en faut-il conclure, ainsi que le fait M. Filhos, que les fibres du ventricule droit ne soient pour rien dans la production de ce phénomène? Sans parler de la disposition des fibres de ce ventricule, qui est bien loin d'être défavorable à la production de ce mouvement, les faits prouvent que, dans certains cas d'hypertrophie du ventricule droit, la pointe du cœur était formée entièrement par ce ventricule, et que cependant l'impulsion ne faisait pas défaut.

Mais quelle est la cause immédiate, ou plutôt quelles sont les causes essentielles du choc du cœur contre les parois thoraciques? On a admis pendant assez longtemps, avec Senac, que l'impulsion de la pointe du cœur dépendait, d'une part, de la dilatation de l'aorte et de l'artère pulmonaire et du redressement de la crosse de l'aorte; d'autre part, du reflux du sang qui a lieu des ventricules dans les oreillettes, et surtout dans l'oreillette gauche, au moment où les valvules auriculo-ventriculaires se rapprochent, et en outre comme cause accessoire de la dilatation considérable de l'oreillette gauche qui se trouve pressée entre la base des ventricules et les vertèbres du dos. Sans parler des difficultés qu'il y aurait à concevoir comment la dilatation des artères qui partent du cœur et le redressement de leur courbure pourraient amener en avant la pointe du cœur; sans parler aussi de ce qu'il y a d'erroné à avancer que l'aorte se redresse pendant la pénétration du sang, alors que MM. Carson et Gendrin ont prouvé que la courbure, au lieu de diminuer, augmente considérablement; sans parler encore de ce fait d'anatomie comparée, signalé par Haller, que chez certains animaux dont les artères qui naissent du cœur ne présentent point de courbure, le cœur ne s'en porte pas moins en avant pendant la systole; il suffit, pour montrer combien est défectueuse la première partie de l'explication de Senac, de remarquer que le mouvement de locomotion en avant qu'exécute la pointe du cœur coïncide parfaitement avec la systole des ventricules; tandis que, dans la théorie de Senac, ce mouvement devrait être postérieur à la systole; certainement, le reflux du sang qui a lieu dans les oreillettes, surtout dans l'oreillette gauche, au moment de la systole des ventricules, produit, quelque peu considérable qu'il soit, un trop-plein dans l'oreillette; le sang qui distend alors subitement les oreillettes, se réfléchissant sur la quatrième vertèbre dorsale, qui sert de point d'appui à ces cavités et principalement à l'oreillette gauche, repousse le cœur en avant de toute la force avec laquelle la systole du ventricule gauche agit sur lui pour le refouler dans l'oreillette gauche. Nous admettons cette dilatation forcée des oreillettes comme un des éléments du choc de la pointe du cœur contre les parois de la poitrine; mais comme un très-faible élément, puisque la quantité du sang qui reflue dans les oreillettes, à chaque contraction des ventricules, est très-peu considérable, et que la force avec laquelle le cœur est porté en avant est en raison directe de la quantité du liquide refoulé.

Il est un fait qui domine toute cette question, et qui a été parfaitement signalé par Hope et par M. Bouillaud : c'est que le mouvement en avant de la pointe du cœur est presque entièrement indépendant des conditions accessoires auxquelles on a voulu le rattacher; c'est qu'il est le résultat d'une disposition, d'une faculté des fibres musculaires. En effet, si l'on arrache le cœur de la poitrine d'un animal vivant, et qu'on le place sur une table, privé qu'il est et du redressement de la courbure de l'aorte et de la dilatation des troncs artériels, etc., il n'en continue pas moins à se contracter, et chaque contraction est accompagnée d'une élévation de la pointe. Au moment où le cœur se contracte, il s'arrondit, et ne repose plus sur son plan de sustentation (le diaphragme) que par un point de contact très-peu considérable; par suite, la pointe est élevée, et elle s'élève d'autant plus qu'elle est plus légère et plus facile à mouvoir que la base, et que cette dernière est elle-même retenue par le poids du sang des oreillettes et des gros vaisseaux et par son propre poids; en outre, les fibres musculaires, naissant toutes des cercles artériels, et par conséquent de la partie la plus antérieure du cœur, font basculer le corps arrondi des ventricules sur les sinus des oreillettes, qui sont placés à la partie la plus postérieure du cœur; et la pointe du cœur est portée très-rapidement en avant, parce que (si l'on peut parler ainsi) la pointe du cœur représente le long bras du levier, les oreillettes le point d'appui, et que la puissance se trouve à l'origine de l'aorte et de l'artère pulmonaire; enfin, à mesure que les ventricules se contractent, la pointe du cœur est portée de plus en plus en haut et en avant, ainsi que l'avait déjà remarqué Senac, par suite de la distension qui augmente incessamment dans les oreillettes.

Cette théorie, qui appartient au docteur Hope, nous paraît répondre à toutes les objections.

Dans ces derniers temps, M. Gendrin a signalé comme éléments de la production de ce phénomène, d'une part l'allongement de l'aorte et de l'artère pulmonaire sous l'influence de la pénétration du sang dans leurs cavités; et d'autre part, l'espèce de projection en avant, et comme par contre-coup qu'éprouve le cœur, lorsque, se rapprochant par un mouvement instantané et véritablement convulsif, de la forme sphérique, il trouve dans la résistance du diaphragme et dans le corps des ventricules un point fixe qui lui sert de point d'appui. De ces deux causes, la première ne nous paraît pas suffisamment prouvée, en tant qu'élément de ce phénomène. Rien n'est mieux constaté certainement que l'élongation et la dilatation des tubes artériels par l'introduction subite et forcée du sang dans leur intérieur ; mais nous pensons que cette élongation est plus que compensée par le raccourcissement du cœur ; comment enfin pourrions-nous l'admettre lorsque l'expérience, ce juge en dernier ressort, a montré que dans la systole du cœur sa pointe ne glisse pas sur le plancher du diaphragme, mais au contraire qu'elle est portée de bas en haut et d'arrière en avant ? Quant à la deuxième cause, nous l'admettons seulement comme accessoire, par suite des raisons que nous avons développées.

En résumé, nous pensons que le choc de la pointe du cœur contre les parois thoraciques est dû principalement : 1° à la contraction des fibres contournées du cœur qui, en prenant leur point d'appui sur les orifices artériels auxquels elles s'insèrent, font basculer les ventricules sur les oreillettes, et portent fortement en haut et en avant la pointe du cœur ; comme cause accessoire, 2° au mouvement de contre-coup qu'éprouve le cœur lorsqu'il passe brusquement à l'état de sphéricité ; 3° au reflux d'une certaine quantité de sang dans les oreillettes et principalement dans l'oreillette gauche.

La systole des ventricules a pour résultat de vider presque complètement leurs cavités. Nous disons *presque complètement*, car s'il est des animaux (la grenouille par exemple) chez lesquels la transparence du cœur permet de reconnaître qu'il se vide complètement, chez les grands animaux au contraire, il est impossible de s'en assurer d'une manière bien positive ; et autant qu'on peut en juger par la diminution de volume qu'éprouvent les ventricules, il est plus que probable qu'ils ne se vident pas complètement. Quant aux oreillettes, elles restent constamment dans l'état de plénitude, et l'étendue de leur contraction est si peu considérable, qu'elle ne s'élève pas au tiers de leur volume.

La diastole des ventricules qui succède à leur systole, et qui a pour but de faire pénétrer dans ces cavités une nouvelle quantité de sang, n'est pas, comme le croyait Laennec, déterminée par la contraction des oreillettes : cette contraction est trop faible et trop limitée pour qu'il en soit ainsi. La diastole reconnaît des causes bien plus puissantes : 1° cette force particulière (élasticité ou quelque chose de plus, n'importe), en vertu de laquelle le cœur passe de l'état de contraction à l'état de relâchement, et en vertu de laquelle il exerce une succion sur le système circulatoire ; 2° la distension des oreillettes, qui est à son maximum au moment où finit la systole ; 3° le poids des ventricules qui pèsent sur les oreillettes distendues placées au-dessous d'eux ; 4° la largeur de l'orifice auriculo-ventriculaire, qui permet au sang d'entrer librement dans les ventricules ; 5° enfin cette faible contraction de l'oreillette ou plutôt de l'appendice auriculaire.

La systole et la diastole des ventricules s'accompagnent, à l'intérieur du cœur, de mouvements qui consistent dans l'abaissement et dans le redressement des valvules. Le mécanisme de leurs mouvements varie suivant le siége qu'elles occupent : ainsi, les valvules des orifices artériels sont entièrement passives dans leurs mouvements ; elles obéissent dans leur élévation au choc de la colonne sanguine que le cœur projette pendant la systole, et dans leur abaissement, d'une part au choc en retour de la colonne sanguine, et d'autre part à l'espèce de succion qu'exercent les ventricules pendant la diastole. Les valvules qui occupent les orifices auriculo-ventriculaires ne sont passives que pendant leur abaissement, obéissant alors au poids de la colonne sanguine qui vient des oreillettes et à l'aspiration exercée par les ventricules ; mais leur mouvement de tension et de redressement est au contraire tout-à-fait actif, comme la systole ventriculaire avec laquelle il coïncide.

Il ne nous reste maintenant qu'à exposer d'une manière complète tout le mécanisme de cet appareil si compliqué qu'on appelle le cœur. La meilleure idée générale qu'on puisse en donner est de le comparer à une double pompe aspirante et foulante, agissant sur le liquide qu'on appelle le sang.

Pour expliquer ce mécanisme, admettons que les ventricules

viennent de se contracter, et que l'action du cœur commence à la diastole des ventricules : ces ventricules passant de l'état de contraction à l'état de relâchement, le sang, obéissant alors à toutes les puissances qui le meuvent, pénètre par les orifices auriculo-ventriculaires en abaissant les valvules mitrale et triglochine et en contournant leur extrêmité. A cette dilatation succède l'intervalle de repos, pendant lequel les ventricules restent dans un état de plénitude sans distension, jusqu'au moment où les oreillettes, en se contractant, lancent une nouvelle ondée sanguine dans les ventricules, et où leur contraction se propage aux cavités ventriculaires elles-mêmes. La contraction des ventricules, pressant le sang de toutes parts, tend à le chasser par les ouvertures auriculo-ventriculaires et artérielles; mais, à ce moment, les valvules mitrale et triglochine, soutenues qu'elles sont en dehors par le sang qui se trouve dans le ventricule et en dedans par le sang qu'elles refoulent dans l'oreillette, tendues et relevées en outre par la contraction des colonnes charnues du cœur, s'opposent à l'entrée du sang dans les oreillettes; tandis que les valvules artérielles, soulevées, laissent passer l'ondée sanguine. Mais, dès que le cœur est vidé en grande partie, le sang, obéissant à la réaction de l'aorte et de l'artère pulmonaire, revient en partie vers le cœur, abaisse les valvules sigmoïdes de manière à former un plancher solide qui supporte non-seulement l'action rétractile des artères, mais encore tout le poids de la colonne du sang qu'elles contiennent; le sang qui pénètre alors dans la cavité du ventricule, à travers les valvules mitrale et triglochine qui s'abaissent, et sous l'influence des causes que nous avons fait connaître, vient se placer au-dessous des valvules artérielles pour leur fournir un point d'appui solide. Le ventricule se remplit de sang, et alors recommence la série des actes que nous venons de décrire.

Quel est le principe du mouvement du cœur?

Nous sommes bien loin de l'époque où l'on expliquait ces mouvements par la présence d'un feu concentré (Galien), d'une explosion aussi subite que celle de la poudre à canon (Descartes), des esprits animaux, de l'archée (Van Helmont).

Sans vouloir rechercher quelle est la cause première de ces

mouvements, recherche toujours aussi difficile qu'infructueuse, il est cependant intéressant de savoir si, comme les autres muscles, l'organe central de la circulation est soumis à l'influence du système nerveux. Mais comme les nerfs du cœur naissent de deux sources, le système cérébro-spinal et le système ganglionaire, il est nécessaire de savoir quels sont ceux qui donnent au cœur le principe de son mouvement. C'est en vain que Legallois a cherché à placer dans les nerfs qui naissent de la moelle la cause des mouvements du cœur : cette théorie, déjà combattue par Bichat avant même qu'elle fût présentée par Legallois, a été ruinée par les faits qui appartiennent à Welschius, à Ruysch, à Lallemand, etc., et qui établissent que, chez des enfants privés de moelle épinière, le cœur exécutait des battements ; cette théorie est anéantie par les expériences de Wilson Philips, de Mayo, de Clift, etc., qui ont vu l'action du cœur continuer après la destruction de la moelle épinière, et même après l'arrachement complet de l'organe de la circulation. Les expériences ne sont pas plus favorables à la huitième paire ; il était donc rationnel de conclure que la cause vitale des mouvements du cœur se trouvait dans le système ganglionaire, mais il était difficile de confirmer par l'expérience une pareille assertion : M. Magendie, dont l'habileté est connue, n'a jamais pu y réussir. Plus heureux que lui, M. Brachet aurait vu, à la suite de la section du plexus ou des ganglions cardiaques, cesser subitement les battements du cœur. Quelque peu de confiance que nous ayons dans les résultats d'une expérience aussi laborieuse et aussi difficile à exécuter, nous pensons, d'après ce que nous avons dit plus haut, que le grand sympathique fournit au cœur son principe moteur : d'autant plus que, comme tous les muscles animés par le système ganglionaire, cet organe est complètement en dehors du domaine de la volonté ; d'où il suit que l'on peut regarder comme autant de fables physiologiques les prétendues histoires, plus ou moins anciennes, relatives à des personnes qui pouvaient à volonté suspendre les mouvements de leur cœur. Il nous reste à faire connaître une opinion assez singulière de M. Mayo sur la cause primitive des mouvements du cœur : ce physiologiste pense que le principe moteur du cœur se trouve dans une puissance innée tout-à-fait indépendante du système nerveux, et qui est propre aux muscles involontaires. C'est en vertu de cette puissance que le cœur se contracte et se dilate alternativement pendant un certain temps, en l'absence d'impression extérieure; chez les animaux très-vivaces, tels que la tourterelle par exemple, il a vu les mouvements alternatifs continuer pendant fort longtemps (pendant une heure), lorsque le cœur a été arraché de la poitrine. Il ne nous appartient pas de prendre parti dans cette discussion; quel que soit ce principe moteur, qu'il réside dans le système nerveux, ou que ce soit une puissance *innée* (ce qui n'explique pas grand'chose), il nous importe de savoir que l'organe central de la circulation est soumis à un stimulant, le sang, qui, arrivant à des intervalles définis, et en quantité convenable, suffit pour maintenir la régularité de ses battements.

2me SECTION.

Des bruits du cœur.

Si l'on applique l'oreille nue ou armée du stéthoscope sur la région précordiale d'un sujet sain, on entend très-distinctement deux bruits successifs, suivis d'un intervalle de silence ou de repos. Ces bruits, que Galien connaissait peut-être et que Harvey a signalés, n'ont été parfaitement étudiés que depuis Laennec. De ces deux bruits, le premier, plus sourd et plus prolongé que l'autre, tout-à-fait semblable à celui que l'on produit en pinçant une grosse corde tendue, est parfaitement isochrone avec le choc de la pointe du cœur contre les parois thoraciques ou l'impulsion, et avec le pouls dans les artères rapprochées du tronc (car dans les artères éloignées du tronc, l'artère radiale et l'artère pédieuse par exemple, il y a toujours entre le choc de la pointe du cœur et la diastole artérielle un intervalle très-petit, mais appréciable). Le deuxième bruit, plus court, plus clair, plus éclatant que le premier, a été comparé par Laennec au claquement d'une soupape, ou au bruit que fait un chien qui lappe. Il ne faut pas attacher une trop grande valeur à ces comparaisons ;

les bruits du cœur ne ressemblent qu'à eux-mêmes, et pour les bien connaître il faut se livrer pendant longtemps à l'exercice de l'auscultation. Le second bruit succède très-rapidement au premier, au point qu'on peut penser d'abord qu'il n'existe aucun intervalle ; mais lorsqu'on ausculte des sujets chez lesquels le pouls est très-lent, à 40 pulsations par exemple, l'intervalle qui sépare ces deux bruits devient très-facile à saisir. C'est cet intervalle que M. Gendrin a proposé d'appeler *péri-systole*. Comme nous l'avons dit, les bruits du cœur sont suivis d'un intervalle de silence ou repos ; cet intervalle, beaucoup plus considérable que le précédent, augmente comme lui lorsque les battements du cœur sont lents. M. Gendrin lui a donné le nom de *péri-diastole*.

Les bruits du cœur droit et du cœur gauche se produisent à si peu de distance l'un de l'autre, qu'il est bien difficile de les distinguer à l'état sain. Laennec pense que les bruits entendus à la partie inférieure du sternum appartiennent aux cavités droites, et que ceux des cavités gauches se font entendre entre les cartilages des côtes : et cependant il dit que ces bruits sont semblables et égaux des deux côtés. Quelque respect que nous ayons pour l'illustre auteur de l'auscultation, nous dirons cependant avec MM. Hope et Bouillaud que les bruits que l'on perçoit sous le bord inférieur du sternum, et qui appartiennent aux cavités droites, sont beaucoup plus clairs que ceux que l'on entend à gauche du mamelon sous les cartilages des cinquième et sixième côtes, et qui sont dus aux cavités gauches.

Dans quel point les bruits du cœur sont-ils à leur maximum ? c'est dans le point où l'on trouve de la matité à la région précordiale, c'est-à-dire à environ un pouce au-dessus de la pointe du cœur, que se trouve le maximum d'intensité du premier bruit, ce qui lui a fait donner le nom de *bruit inférieur* par M. Pigeaux. Au contraire, le second bruit est à son maximum au niveau des orifices artériels, c'est-à-dire au niveau du bord inférieur de la troisième côte gauche près du sternum, et de là en remontant sur le trajet respectif de l'aorte et de l'artère pulmonaire dans l'étendue de deux pouces. Le même auteur lui donne le nom de *bruit supérieur*.

Quant à l'intensité des bruits du cœur et à l'étendue dans

laquelle ces bruits se perçoivent à l'état sain, nous en parlerons plus loin, surtout aux articles *Dilatation* et *Hypertrophie.*

L'existence de ces deux bruits devait exciter vivement l'attention des physiologistes : aussi les explications et les théories n'ont pas manqué, quelques-unes ingénieuses, le plus grand nombre ne répondant ni à l'intelligence ni à la réputation de leurs auteurs. Nous allons exposer ces diverses théories, qui peuvent se distribuer en cinq groupes : le *premier groupe* comprendra toutes les théories dans lesquelles on explique les deux bruits par la contraction et par la dilatation des cavités du cœur; le *second,* celles qui rapportent les bruits au choc du cœur contre les parois de la poitrine; le *troisième,* celles qui attribuent ces bruits au frottement du sang; le *quatrième,* celles dans lesquelles on explique ces bruits par le jeu des valvules; le *cinquième* enfin, les théories mixtes.

A. *Théories du bruit musculaire.*—L'idée la plus naturelle qui dut venir aux personnes qui écoutaient les bruits du cœur pour la première fois, fut que ces bruits étaient le résultat de la contraction des diverses cavités du cœur. Cette théorie, entrevue par Galien, Harvey, Senac, Haller, a été formulée pour la première fois par Laennec : « Des deux bruits du cœur, l'un clair, » brusque, analogue au claquement de la soupape d'un soufflet » (*second bruit, bruit diastolique*), correspond à la systole des » oreillettes; l'autre plus sourd, plus prolongé (*premier bruit,* » *bruit systolique*), coïncide avec le battement du pouls, ainsi » qu'avec la sensation de choc qui annonce la contraction des » ventricules. » Quant à la manière dont se produisent ces deux bruits, Laennec n'en parle pas; il n'entre pas plus avant dans dans l'explication de ce phénomène. M. Marc d'Espine, reprenant plus tard la théorie de Laennec, a dit que le premier bruit dépend de la contraction des ventricules, et que le second bruit est causé beaucoup moins par la contraction des oreillettes que par la dilatation des ventricules.

B. *Théorie du choc du cœur contre les parois de la poitrine.* — Suivant M. Magendie, à qui appartient cette théorie, les deux bruits du cœur dépendent d'un double choc contre les parois de la poitrine : le premier, le *bruit sourd,* résulte du choc de la pointe du cœur contre l'intervalle qui sépare la sixième et la septième côtes, au moment de la contraction; tandis que le second, le *bruit clair*, est produit par le choc de la partie antérieure du cœur contre le sternum au moment de la dilatation.

C. *Théorie du bruit de frottement du sang.* — Suivant M. Pigeaux, le premier bruit (*bruit inférieur*), coïncidant avec la contraction des ventricules, est produit par le frottement du sang contre les parois des ventricules, les orifices et les parois des gros vaisseaux; et le second bruit (*bruit supérieur*), coïncidant avec la contraction des oreillettes, résulte de la collision du sang contre les parois des oreillettes, les orifices auriculo-ventriculaires et la cavité des ventricules. Hope avait proposé en 1831 une théorie analogue, qu'il abandonna depuis : admettant avec la plupart des physiologistes que le premier bruit était dû à la systole, et le second à la diastole ventriculaire, il établissait à cette époque que le premier bruit est le résultat des vibrations déterminéees, dans la masse du sang qui remplit les ventricules, par les courants et les contre-courants qui s'y produisent lorsque le sang est chassé par la contraction des parois à travers les orifices artériels ; tandis que le second dépendait de la réaction qui a lieu dans le liquide qui remplit la cavité des ventricules au moment où la dilatation de ces derniers s'arrête brusquement. Cette théorie a été reprise dans ces derniers temps, avec quelques modifications, par M. Gendrin, qui l'a soutenue avec talent : suivant ce praticien, les vibrations qui résultent du changement subit de forme qu'éprouve le sang pendant la contraction des ventricules rendent suffisamment compte du premier bruit (*bruit systolique*) ; tandis que le second bruit (*bruit diastolique*) trouve son explication dans la percussion opérée par la colonne de sang venant des oreillettes sur la base des ventricules et sur le plancher des valvules sigmoïdes abaissées.

D. *Théories valvulaires.* — La théorie valvulaire est une de celles qui comptent le plus de suffrages : elle a été professée presque en même temps par MM. Billing et Bryan en Angleterre, et Rouannet en France; mais il résulte d'un fait consigné dans la thèse de M. Marc d'Espine que le célèbre professeur d'anatomie pathologique, M. Carswell, en avait eu déjà l'idée en 1831. Quoi qu'il en soit, cette théorie doit en grande partie ses succès au travail remarquable et aux efforts persévérants de M. Rouannet. Suivant cet habile observateur, le premier bruit est déterminé par la tension subite des valvules mitrale et tricuspide pendant la systole des ventricules; et le second bruit résulte du redressement des valvules sigmoïdes de l'aorte et de l'artère pulmonaire, produit par la réaction de ces tubes artériels et le choc en retour de la colonne sanguine. Tout en adoptant la théorie de M. Rouannet, M. Bouillaud a jugé convenable de lui faire subir quelques modifications : ainsi, il place parmi les éléments du premier bruit le brusque refoulement des valvules sigmoïdes contre les parois de l'aorte et de l'artère pulmonaire; et parmi ceux du second bruit, le brusque abaissement des valvules auriculo-ventriculaires.

E. *Théories mixtes.* — M. Turner, qui le premier a cherché à ébranler la théorie de Laennec, rattachait, comme lui, le premier bruit à la contraction des ventricules; mais il pensait, sans l'affirmer cependant d'une manière absolue, que le second bruit était dû à la chute du cœur sur le péricarde, au moment de la diastole ventriculaire.

Suivant M. Corrigan, le premier bruit et l'impulsion sont dus à la pénétration du sang dans les ventricules, sous l'influence de la contraction des oreillettes; quant au second bruit, il résulte de la collision des surfaces internes des ventricules l'une contre l'autre, à la fin de la systole de ces mêmes ventricules.

Dans la théorie de M. Beau, le premier bruit dépend du choc de la pointe du cœur dans le cinquième espace intercostal (comme dans la théorie de M. Magendie); il correspond à la *systole auriculaire* et à la *diastole ventriculaire!* Le second bruit correspond au soulèvement musculaire, qui s'accomplit dans le deuxième ou troisième espace intercostal, et il résulte de la *dilatation brusque de l'oreillette!*

M. Williams, attribuant l'un et l'autre bruit du cœur à la systole et à ses effets, regarde le premier bruit comme résultant directement de l'impulsion de la pointe du cœur sur les parois thoraciques au moment de la systole (comme dans la théorie de M. Magendie) ; et le second bruit comme étant le résultat des vibrations sonores imprimées aux valvules mitrale et triglochine par le sang que les ventricules chassent devant eux.

D'après M. Carlile, le premier bruit est produit par la projection du sang hors des ventricules (comme dans la théorie de M. Marc d'Espine) ; et le second, par l'obstacle qu'opposent les valvules sigmoïdes au retour du sang dans les ventricules.

Reste à faire connaître une dernière théorie, que nous adoptons avec quelques modifications, et qui nous paraît répondre à toutes les objections, en même temps qu'elle est consacrée par le juge suprême, l'expérience : cette théorie est celle qui a été exposée par M. Hope, dans la dernière édition de son *Traité des Maladies du Cœur*. Nous regrettons que la brièveté du *Manuel* ne nous permette pas de placer ici les expériences curieuses sur lesquelles s'appuie cet auteur ; nous aurons, au surplus, occasion d'en citer quelques-unes plus loin, lorsque nous examinerons séparément toutes les théories précédentes. Voici la théorie du docteur Hope :

Suivant lui, le *premier bruit* est composé : 1° de l'extension des valvules auriculo-ventriculaires ; 2° du bruit d'extension musculaire, bruit brusque et fort résultant du mouvement d'extension brusque qu'éprouvent les parois contractées du cœur au moment où les valvules auriculo-ventriculaires se ferment ; 3° *du bruit musculaire,* bruit sourd qui accompagne ordinairement la contraction de tous les muscles et que nous étudierons bientôt. L'extension valvulaire donne le caractère brusque et fort au commencement du premier bruit ; le bruit d'extension musculaire donne encore de la force au bruit d'extension valvulaire, mais il le rend en même temps un peu plus sourd ; quant au bruit musculaire, il a pour résultat de prolonger graduellement le premier bruit jusqu'à la fin de l'acte de contraction.

Le *second bruit* résulte de l'expansion subite des valvules semi-lunaires, aortiques et pulmonaires, produite par le choc en retour de la colonne sanguine.

Avant de fournir les preuves qui militent en faveur de cette théorie, jetons un coup d'œil sur les diverses théories qui la précèdent :

Un homme qui joint à la justesse de l'esprit des connaissances étendues, M. Littré, a parfaitement saisi la difficulté quand il a dit : « Un point de départ constant et qui ne dépend d'aucune » théorie, c'est que le premier bruit se produit dans la systole » des ventricules, et le second dans leur diastole. Toute explica- » tion qui sortirait de cette ligne serait fausse par cela seul. » De cette manière se trouvent éliminées, sans qu'il soit besoin de les discuter, et la théorie de Laennec qui rattache le bruit clair ou second bruit à la systole auriculaire ; et la théorie de M. Corrigan qui rattache le premier bruit au choc du sang qui, venant de l'oreillette, frappe sur les parois ventriculaires ; et la théorie de M. Williams, qui rattache le second bruit du cœur à la systole des ventricules et à leur effet ; et enfin la théorie de M. Beau qui fait coïncider le premier bruit avec la diastole des ventricules, et le second bruit avec la diastole de l'oreillette.

La théorie musculaire a pour base l'existence, dans certaines circonstances, d'un bruit particulier qu'on appelle bruit musculaire ou bruit rotatoire : les recherches d'Erman, de Wollaston et de Laennec ont prouvé que lorsqu'on applique l'oreille sur un muscle qui se contracte, on entend un bruit tout-à-fait analogue à celui d'une voiture roulant rapidement dans le lointain ; ce bruit se compose de plusieurs bruits successifs, d'autant plus rapprochés que la contraction musculaire augmente davantage. On peut se convaincre, en appliquant l'oreille sur son poignet fortement contracté, qu'il n'y a aucun rapport entre le bruit qu'on appelle *rotatoire* ou *musculaire* et les bruits normaux du cœur : les uns se composent de reprises successives, les autres se composent de deux bruits brefs et clairs, séparés par un intervalle très-appréciable. Au surplus, dans cette théorie, il est impossible d'expliquer le second bruit, puisque ce bruit coïncide avec la diastole ou le relâchement des ventricules, et que le bruit musculaire ne se produit que pendant la contraction des muscles. Cette théorie ne mérite donc pas d'être conservée.

La théorie qui rapporte les deux bruits du cœur au choc de cet organe contre les parois thoraciques mérite-t-elle une plus grande confiance? non certainement. Les faits pathologiques prouvent en effet que la présence de produits liquides ou membraneux, qui s'interposent entre le cœur et les parois de la poitrine et qui rendent presque impossible l'impulsion de cet organe, n'empêchent pas cependant de percevoir les deux bruits du cœur ; enfin, les expériences de Hope et de M. Bouillaud ont achevé la ruine de ce système, en démontrant que les bruits du cœur persistent après l'ablation de la paroi antérieure du thorax.

Serait-il vrai que le choc et le frottement du sang contre les parois des ventricules et des gros troncs actériels pussent rendre compte du double bruit du cœur? Demandons-nous d'abord de quelle nature peuvent être les bruits qui résultent du frottement du sang contre les parois lisses et polies des troncs artériels et du cœur : les expériences physiques faites sur des tubes parfaitement lisses, les expériences faites sur le cadavre prouvent que dans toutes ces circonstances il se produit un bruit de souffle, et rien d'analogue au claquement qui caractérise les bruits du cœur. Nous ne nions pas que la pénétration du sang dans les cavités ventriculaires ou artérielles produise un bruit ; mais nous pensons que ce bruit se perd entièrement dans le bruit normal du cœur. Ainsi, on ne peut expliquer les bruits du cœur par le frottement de la colonne sanguine contre les parois du cœur et des artères. Peut-on les expliquer par la collision des molécules sanguines, ainsi que l'avait d'abord fait Hope, ainsi que l'a fait M. Gendrin?

Suivant M. Gendrin, le bruit systolique répond à un mouvement systolique du cœur, en vertu duquel cet organe change de forme et tend à devenir sphérique ; les molécules liquides, pressées par la contraction des ventricules, s'avancent vers les orifices de la base ; mais elles rencontrent dans l'abaissement des valvules auriculo-ventriculaires un obstacle à leur retour dans les oreillettes ; et, pressées les unes contre les autres, elles produisent des vibrations qui se transmettent aux parois contractées du cœur, et de là aux parties solides. Tel est le premier bruit.

Si le premier bruit était dû à la cause que lui assigne M. Gendrin, il n'aurait pas son maximum à la pointe du cœur ; car ce n'est pas là, mais bien vers les orifices artériels que convergent toutes les molécules sanguines ; et par conséquent que se fait la collision la plus forte, que se passent les vibrations les plus considérables. Enfin, dans les cas rares où les deux orifices auriculo-ventriculaires et leurs valvules sont malades en même temps, le premier bruit disparaît entièrement et est remplacé par un bruit de soufflet : nouvelle preuve que le premier bruit n'est pas dû au changement de forme de la colonne sanguine. Quant au bruit diastolique, M. Gendrin pense que le sang, pénétrant dans les ventricules, les remplit instantanément avec toute la rapidité que met un liquide qui obéit à une pression *à tergo*, va frapper tout d'un coup les parois des ventricules du cœur, surtout vers la partie supérieure de la cavité, parce que c'est sur cette partie que viennent s'épuiser la force et la vitesse de l'impulsion du liquide qui pénètre dans les ventricules. C'est, dit M. Gendrin, un phénomène analogue à celui qu'on observe dans l'expérience du marteau d'eau, ou bien quand on met en mouvement la colonne mercurielle d'un baromètre. Nous sommes encore forcé de combattre cette explication : rien ne prouve en effet, ni faits pathologiques, ni expériences, que le sang, en pénétrant dans les ventricules, éprouve sur la pointe du cœur un mouvement de réflexion en vertu duquel il serait porté vers la base ; même en l'admettant, ni l'expérience du marteau d'eau, ni celle de la chambre barométrique, ne peut étayer cette opinion, puisque ces deux phénomènes se passent dans le vide et qu'il est à peu près démontré que les ventricules ne se vident jamais complètement du liquide qu'ils contiennent.

A l'époque où M. Bouillaud publiait la première édition de son *Traité des Maladies du Cœur*, il pensait que les preuves directes ou expérimentales de la théorie valvulaire manquaient complètement et manqueraient peut-être toujours. Mais il n'en a pas été ainsi : les belles expériences du docteur Hope ont appris que toutes les fois que l'on empêche les valvules auriculo-ventriculaires de fermer l'orifice correspondant, le premier bruit diminue considérablement d'intensité sans disparaître entièrement (c'est sur cette expérience que le docteur Hope s'est appuyé pour admettre l'existence du bruit rotatoire et du bruit d'extension musculaire). Si le premier bruit n'est produit qu'en partie par l'extension des valvules mitrale et triglochine, le second bruit est produit entièrement par l'extension des valvules semi-lunaires. C'est ce que le docteur Hope a parfaitement démontré en prouvant : 1° que la compression de l'aorte au-dessus des orifices artériels de manière à empêcher le retour du sang sur les valvules semi-lunaires fait constamment manquer le second bruit ; 2° que si l'on empêche les valvules d'une artère de fermer l'orifice, on diminue le second bruit, et que, si l'on en fait autant dans les deux grosses artères, le second bruit disparaît complètement, et est remplacé par un murmure par insuffisance.

Il nous reste à faire connaître les raisons sur lesquelles le docteur Hope s'est appuyé pour placer, parmi les causes du premier bruit, *le bruit musculaire* et le *bruit d'extension musculaire.*

Cet excellent observateur a prouvé par ses expériences que lorsqu'on ouvre le ventricule gauche et qu'on introduit le doigt dans ce ventricule de manière à effacer momentanément la cavité du ventricule droit, et par conséquent lorsqu'on s'est placé dans les circonstances où doivent cesser les bruits valvulaires et le bruit d'extension musculaire, on entend encore le premier bruit, mais *sourd* et *obscur,* et tout-à-fait semblable au bruit musculaire que l'on produit artificiellement. Ce bruit musculaire a probablement pour résultat, dit le docteur Hope, d'augmenter l'intensité du premier bruit, et de lui donner un caractère un peu sourd ; il contribue également à prolonger le premier bruit. La preuve que cette prolongation n'appartient pas au claquement des valvules auriculo-ventriculaires, c'est qu'elle manque dans beaucoup de circonstances, et alors le premier bruit se rapproche beaucoup du second. C'est ainsi que lorsque le cœur est affaibli, soit par une maladie qui lui est propre, soit par une cause générale, cette prolongation, ou le bruit musculaire, manque presque complètement.

Suivant le docteur Hope, « à chaque systole des ventricules, » leur tension soudaine est telle, qu'il en résulte un choc brusque » qui repousse le doigt. Le premier bruit coïncide exactement » avec ce choc. Cette impulsion par expansion latérale est à son » maximum au niveau des orifices auriculo-ventriculaires : c'est » dans ce point que le doigt est repoussé avec le plus de violence. »

Telles sont les données sur lesquelles cet auteur s'est fondé pour admettre l'existence d'un bruit d'extension musculaire. Le premier bruit, dit-il, conserve son caractère tant qu'on observe ce choc subit d'extension musculaire; mais, aussitôt qu'il disparaît, le premier bruit devient sourd et obscur.

Les raisons données par Hope ne nous paraissent pas tout-à-fait concluantes ; il l'a parfaitement compris lui-même quand il ajoute : « On pourrait objecter que ce bruit est produit, non » par l'extension musculaire, mais par l'extension des valvules, » et cet argument ne manque pas de force. »

Nous n'admettons donc pas le bruit d'extension musculaire; nous admettons que l'extension des valvules auriculo-ventriculaires s'accompagne d'un bruit appréciable; mais s'ensuit-il que ce bruit constitue conjointement avec le bruit musculaire les seuls éléments du premier bruit? Nous ne pouvons le croire, et il nous semble qu'on a négligé jusqu'ici une cause bien importante : nous voulons parler du choc de la colonne sanguine contre le plancher des valvules auriculo-ventriculaires; ces valvules vibrent non-seulement parce qu'elles sont soumises à une violente extension, mais encore parce qu'elles sont frappées par l'ondée sanguine. Peu importe, au reste, que les valvules soient mises en vibration par l'extension ou par le choc d'un liquide, le résultat est le même. Ce que nous admettons pour le premier bruit, nous l'admettons aussi pour le second, et nous croyons que le choc en retour du sang sur le plancher des valvules sigmoïdes abaissées est un des principaux éléments du second bruit.

En résumé, nous pensons que le premier bruit est composé : 1° de l'extension brusque des valvules auriculo-ventriculaires; 2° du choc de la colonne du sang sur le plancher de ces valvules; et 3° du bruit musculaire; et que le second bruit est dû : 1° à l'extension brusque des valvules semi-lunaires; et 2° à la percussion en retour de la colonne du sang sur le plancher de ces mêmes valvules.

Quant aux bruits qui sont produits par le choc de la pointe du cœur contre les parois thoraciques, par le frottement de la colonne sanguine contre les parois des ventricules, les orifices et les gros vaisseaux, nous n'en nions pas l'existence; mais nous pensons qu'ils sont entièrement couverts par les bruits normaux du cœur. Plus tard, lorsque nous étudierons la pathologie du cœur, nous verrons ces bruits se renforcer, se dégager des bruits normaux, les égaler, quelquefois même les effacer entièrement, sous l'influence des conditions pathologiques dans lesquelles l'organe se trouve placé.

CHAPITRE III.

PHYSIOLOGIE PATHOLOGIQUE DES BATTEMENTS ET DES BRUITS DU COEUR.

1re SECTION.

Modifications pathologiques des battements du cœur.

Etudions d'abord les battements du cœur, indépendamment des bruits qui les accompagnent :

Dans l'état normal, le cœur vient frapper par sa pointe entre les cartilages de la cinquième et de la sixième côtes gauches, à quatre ou cinq centimètres du bord gauche du sternum. Lorsqu'on place la main sur la région précordiale, chez un homme sain, d'un embonpoint médiocre, et dont le cœur est bien proportionné, on a la sensation d'un corps qui vient correspondre à une très-petite étendue des parois de la poitrine, et qui ne communique qu'un très-faible ébranlement aux parties voisines. Chez les sujets très-gras, l'espace dans lequel on peut le saisir est encore plus restreint, souvent même il est très-difficile de reconnaître la pointe du cœur; chez les sujets maigres, à poitrine étroite, surtout chez les jeunes enfants, on perçoit les battements du cœur dans toute la partie antérieure gauche de la poitrine, quelquefois même dans tout le côté droit. Les battements du cœur à l'état normal coïncident avec la systole des ventricules, et le choc que l'on perçoit à la région précordiale est presque exclusivement dû au ventricule gauche, qui forme à peu près seul la pointe du cœur.

Ceci posé, recherchons quelles sont les modifications que les battements du cœur éprouvent : 1° dans leur siége ; 2° dans leur force ; 3° dans leur étendue ; 4° dans leur rhythme.

1° *Modifications du siége des battements du cœur.* La plupart des maladies qui amènent des changements dans la forme, le volume et la position du cœur amènent, par suite, un déplacement de la pointe du cœur ; tantôt, et le plus souvent, la pointe du cœur a seule changé de place ; tantôt la pointe de cet organe n'a fait que suivre le mouvement qui avait été imprimé à la base. Il est toujours facile de reconnaître, par le lieu où se perçoit l'impulsion systolique du cœur, si la pointe est abaissée ou élevée ; mais il l'est moins de reconnaître si la base l'est en même temps : cependant on peut encore y parvenir en tenant compte du lieu où le second bruit, ou bruit diastolique, se perçoit à son maximum, ainsi que de la forme de l'impulsion. Lorsque la base du cœur est abaissée, le maximum du second bruit est bien au-dessous de l'articulation synchondro-sternale de la troisième côte, et l'impulsion anomale dont la diastole s'accompagne, se perçoit également fort au-dessous de la troisième côte ; si à ces caractères se joint l'abaissement de la pointe du cœur, on ne peut douter que cet organe ait été abaissé en totalité. Ces déplacements de la totalité du cœur, qui sont toujours fort rares, peuvent avoir lieu *directement en bas* (comme dans le cas où des tumeurs pèsent sur la base de l'organe) ; *directement en haut* (par exemple lorsque le diaphragme se trouve fortement refoulé vers la poitrine) ; *latéralement* (par des tumeurs situées sur les parties latérales de l'organe, par des épanchements pleurétiques, ou dans le cas de transposition générale des viscères) ; *en arrière* (par des tumeurs du médiastin, des anévrismes de l'aorte) ; enfin, *en divers sens* (par des adhérences du péricarde et par des déviations du rachis, etc.).

Le plus souvent les déplacements de la totalité du cœur sont le résultat d'altérations des parties voisines ; il n'en est pas ainsi des déplacements de la pointe : ces déplacements, qui sont dus presque toujours à une augmentation de volume ou à des altérations de forme de cet organe, ont surtout lieu en deux sens : en bas et en dehors, ou bien en bas et en dedans. Dans le dernier cas, qui est le plus rare, la pointe du cœur peut se rapprocher beaucoup de l'appendice xiphoïde, l'impulsion ne soulève la poitrine que dans une faible étendue. Ces déplacements ont ordinairement pour cause une hypertrophie très-prononcée de la base du ventricule gauche, avec distension de l'oreillette correspondante. Quant aux déplacements en bas et en dehors, dans lesquels la pointe du cœur descend jusqu'au-dessous de la sixième côte, et s'éloigne de dix ou douze centimètres du bord gauche de l'appendice xiphoïde, et dans lesquels l'impulsion augmente en force et en durée, ils sont les plus communs, et dépendent surtout de maladies du ventricule gauche (hypertrophie avec dilatation), en même temps que de la distension de l'oreillette droite.

2° *Modifications de force des battements du cœur.* La force des battements du cœur varie d'une manière en quelque sorte infinie : tantôt si faibles qu'il est très-difficile de les reconnaître; tantôt d'une violence extrême. Les modifications de force peuvent être passagères ou permanentes : c'est ainsi que l'on voit les battements du cœur augmenter de force sous l'influence de la fièvre, d'une émotion morale, d'un exercice fatigant, etc., reprendre leur caractère normal après la disparition des causes; c'est encore ainsi que l'on voit la force de ces battements diminuer sous l'influence de certains agents toxiques, comme la digitale, ou dans certaines maladies des centres nerveux. Les modifications permanentes de force méritent seules de nous arrêter : dans ce dernier cas, la force des battements du cœur est, en général, en raison directe de l'épaisseur de ses parois; tout étant égal, plus les parois ont d'épaisseur, plus l'impulsion est vigoureuse. Ainsi dans l'hypertrophie, l'impulsion est assez forte pour soulever la tête de l'observateur, quelquefois même pour produire un choc désagréable à l'oreille; tandis que dans la dilatation, l'impulsion est à peine sensible ; et lorsqu'elle l'est, elle ne consiste plus qu'en un choc subit et court, qui fait vibrer les parois thoraciques, mais sans avoir ni assez de puissance ni assez de durée pour soulever ces mêmes parois. C'est que, en effet, si un muscle mince a moins de puissance réelle, il a en revanche plus de facilité et de rapidité dans les mouvements qu'un muscle épais : en d'autres termes, la pointe du cœur, si elle est portée plus rapidement en avant, semble pour ainsi dire épuiser sa force dans cet acte. Il n'en est pas ainsi dans cette maladie mixte qu'on appelle hypertrophie avec dilatation : l'impulsion emprunte à l'hypertrophie toute sa force, et elle conserve de la dilatation un caractère brusque et sec.

La force des battements du cœur peut être modifiée par des causes situées en dehors de l'organe : ainsi toutes les causes qui éloignent le cœur des parois thoraciques (épanchements liquides du péricarde, surcharge graisseuse du cœur) affaiblissent l'impulsion; tandis qu'on la voit augmenter sous l'influence des causes qui rapprochent davantage le cœur des parois thoraciques (les anévrismes de l'aorte situés derrière le cœur, les adhérences du péricarde).

3° *Modifications d'étendue des battements du cœur.* Leur étendue, comme leur force, est susceptible de présenter de grandes variations. Règle générale : elle est en raison directe de leur force ou plutôt de l'épaisseur des parois de l'organe ; est-il augmenté d'épaisseur ? les battements soulèvent la poitrine dans une grande étendue; souvent même tout le sternum et tout le côté gauche de la cage thoracique sont agités à chaque systole du cœur d'un mouvement d'élévation facilement appréciable à l'œil nu ; est-il diminué d'épaisseur, a-t-il perdu de sa consistance ? les battements du cœur perdent de leur étendue, au point qu'il est souvent très-difficile de les retrouver. Comme les modifications de force, les modifications d'étendue des battements du cœur sont ou passagères ou permanentes; et, dans ce dernier cas, elles peuvent dépendre, soit d'une lésion du cœur et de ses annexes, soit d'une lésion des organes voisins.

4° *Modifications de rhythme des battements du cœur.* Les modifications du rhythme peuvent porter sur le *nombre*, la *durée* et l'*ordre de succession* des battements du cœur. *Sur le nombre :* dans une foule d'états morbides du cœur, soit idiopathiques, soit sympathiques, on voit les battements s'accélérer jusqu'à cent quarante ou cent soixante par minute, ou tomber à trente et même à dix-sept. Cette modification dans la fréquence n'est pas la seule qu'éprouvent les battements du cœur sous le rapport du nombre. Dans l'état normal, à chaque révolution du cœur, autrement dit à chaque systole du cœur, correspond une impulsion (*impulsion systolique*) ; mais il n'en est pas ainsi dans certains états morbides : dans l'hypertrophie, et surtout dans l'hypertrophie avec dilatation, la systole et la diastole s'accompagnent chacune d'une impulsion. Cette *impulsion diastolique*, qui avait été entrevue par Laennec, est un signe précieux pour diagnostiquer une hypertrophie considérable, et surtout une hypertrophie avec dilatation du cœur. *Sur la durée :* chez l'homme sain les battements du cœur consistent en un soulèvement très-peu marqué, et qui s'accomplit rapidement. Lorsque le cœur perd de son épaisseur, ce soulèvement s'accomplit encore plus rapidement, parce que le cœur aminci se contracte avec bien plus de facilité et de rapidité. Mais lorsque le cœur a augmenté d'épaisseur, il n'en est pas de même : le ventricule hypertrophié, difficile à mouvoir, se contracte lentement et graduellement : il semble, dit Laennec, que le cœur, se gonflant, vienne s'appliquer aux parois de la poitrine, d'abord par un seul point, puis par toute sa surface, et qu'il s'affaisse ensuite. *Sur l'ordre de succession :* tantôt, après un certain nombre de battements, le cœur s'arrête et se repose pendant un intervalle égal à une pulsation ordinaire ; c'est là ce qu'on appelle des *intermittences*, qu'on distingue en *intermittences vraies* et en *intermittences fausses*, suivant qu'elles sont dues à une suspension réelle de l'action du cœur (arrêts ou *hésitations du cœur*), ou à une contraction trop faible de cet organe. Elles peuvent se présenter d'une manière régulière après un certain nombre de battements. Quelquefois les battements se succèdent à des intervalles inégaux, la force de l'impulsion restant la même ou variant à chaque instant ; c'est ce qu'on appelle des *irrégularités ;* et dans ce cas, de deux choses l'une : ou bien le rhythme est complètement dérangé, et les battements qui se succèdent ne se ressemblent en rien ; ou bien ces battements se ressemblent les uns les autres, ce qui leur donne, jusqu'à un certain point, le caractère régulier. Il est difficile de se faire une idée du tumulte qui règne dans les actes du cœur pendant les irrégularités : les systoles et les diastoles se succèdent de la manière la plus incohérente ; et, suivant quelques personnes, on pourrait compter pour une seule contraction des ventricules deux et trois diastoles de ces cavités, et *vice versâ*. Quand nous parlerons des bruits du cœur, nous verrons ce qu'on doit penser à cet égard.

2me SECTION.

Modifications pathologiques des bruits du cœur.

Les bruits du cœur peuvent être modifiés : 1° dans leur *siége ;* 2° dans leur *force ;* 3° dans leur *étendue ;* 4° dans leur *rhythme ;* 5° dans leur *timbre ;* 6° enfin, ils peuvent être *couverts et remplacés* par des bruits anomaux.

1° *Modification du siége des bruits du cœur.* Ces modifications sont tout-à-fait en rapport avec les modifications de position de l'organe. Lorsque le cœur est entièrement déplacé, les deux bruits du cœur sont déplacés aussi ; mais, à moins de complication, il existe toujours entre le point maximum des deux bruits le même intervalle qu'à l'état normal. Lorsque, au contraire, la pointe seule est déplacée (ce qui arrive le plus souvent), il n'y a qu'un seul bruit de déplacé : c'est le bruit systolique, dont le maximum se trouve beaucoup plus éloigné ou beaucoup plus rapproché qu'à l'ordinaire du point maximum où se perçoit le bruit diastolique. Il est bien entendu que ces déplacements peuvent avoir lieu dans tous les sens : en haut, en bas, en arrière, sur les côtés, suivant la position dans laquelle le cœur se trouve placé.

2° *Modifications de force des bruits du cœur.* Ces bruits peuvent augmenter ou diminuer d'intensité, ce qui peut dépendre de l'état des organes voisins du cœur ou du cœur lui-même. C'est ainsi que l'on voit les bruits du cœur s'affaiblir lorsque, par une cause quelconque (emphysème, épanchement du péricarde, etc.), le cœur se trouve éloigné des parois thoraciques, et recouvert par des corps qui sont mauvais conducteurs du son ;

tandis qu'on les voit augmenter de force dans les circonstances opposées; quant au renforcement des bruits qui dépend du cœur lui-même, il a lieu tantôt sous l'influence de causes qui agissent sur les propriétés *dynamiques* de l'organe, tantôt sous l'influence de modifications matérielles. Dans ce dernier cas, et on peut regarder cela comme une règle générale, la force des bruits est en raison inverse de l'épaisseur des parois des ventricules. Dans l'hypertrophie simple, le premier bruit est d'autant plus sourd que l'hypertrophie est plus considérable; il s'éteint presque complètement lorsque l'hypertrophie devient extrême. Le second bruit s'affaiblit également, et cela se conçoit, puisque la contraction des ventricules se fait avec lenteur, et que l'extension des valvules se fait aussi beaucoup plus lentement qu'à l'ordinaire. Dans la dilatation, le premier bruit devient fort et clair comme le second; le second bruit lui-même augmente plus ou moins en force, parce que la contraction musculaire s'accomplit avec une grande rapidité, et que l'extension des valvules se fait rapidement. Mais c'est surtout dans l'hypertrophie avec dilatation que les deux bruits sont portés à leur maximum; car, dans cette maladie, le cœur joint à une grande rapidité d'action une force et une vigueur considérables; de là une rapidité et une violence extrêmes dans l'extension des valvules, et par suite, des bruits excessivement forts.

3° *Modifications d'étendue des bruits du cœur.* Ces modifications sont, en général, en raison directe de la force des bruits du cœur, et par conséquent en raison inverse de l'épaisseur des parois. Au surplus, l'étendue varie à l'infini, suivant le plus ou le moins d'épaisseur des parois de l'organe. Ainsi, tandis que dans l'hypertrophie simple ces bruits sont limités à un très-petit espace, dans la dilatation simple, et surtout dans la dilatation avec amincissement, ces bruits se perçoivent dans tout le côté gauche, quelquefois même dans tout le côté droit de la poitrine.

4° *Modifications de rhythme des bruits du cœur.* Ces modifications peuvent porter *sur le nombre,* et sont, le plus souvent, en rapport avec le nombre des battements de l'organe; mais quelquefois au lieu de deux bruits pour chaque révolution du cœur, on peut en entendre trois et même quatre. Enfin, en d'autres circonstances, on ne perçoit plus qu'un bruit du cœur sur deux pour chaque révolution, même on n'en perçoit plus du tout. C'est ce qui arrive, par exemple, dans les dernières périodes des maladies du cœur. Lorsqu'il n'y en a qu'un seul d'éteint, c'est ordinairement le bruit diastolique; lorsque, au contraire, ces bruits sont au nombre de trois, même de quatre, c'est le plus souvent dans le cas de rétrécissement de l'orifice auriculo-ventriculaire gauche, et ces redoublements ne paraissent porter que sur le bruit diastolique; ils dépendent, suivant la plupart des auteurs, de ce que le bruit de diastole ne s'accomplit pas au même instant dans les cavités droites et dans les cavités gauches du cœur. Telle n'est pas l'opinion de Hope, qui a regardé tous ces faits comme mal observés, et qui prétend que ces triples et quadruples bruits sont le résultat de battements irréguliers du cœur, trop faibles pour transmettre l'impulsion dans l'artère radiale, mais dans lesquels on perçoit toujours cette impulsion lorsqu'on la cherche dans les artères rapprochées du tronc. Quelle que soit l'opinion que l'on admette (et nous n'adoptons pas celle de Hope), le fait reste, et il est important puisqu'il suffit à lui seul, lorsqu'il est permanent, pour annoncer dans la majorité des cas un rétrécissement considérable de l'orifice auriculo-ventriculaire gauche. *Sur la durée :* c'est ainsi que, dans l'hypertrophie, le premier bruit est prolongé; et il est comme *filé*, lorsque la colonne sanguine doit franchir un orifice rétréci. *Sur l'ordre de succession :* lorsque, par exemple, ces bruits se succèdent à des intervalles inégaux, ce qui arrive presque constamment dans les palpitations.

5° *Modifications de timbre des bruits du cœur.* Le timbre des bruits du cœur varie à l'infini : tantôt les bruits du cœur sont plus clairs, tantôt ils sont plus sourds qu'à l'état normal, ce qui est en général en rapport avec l'épaisseur des parois; tantôt ils sont secs et durs, comme *parcheminés ;* d'autres fois ils sont âpres, enroués, tout-à-fait rauques; ces modifications tiennent le plus souvent à l'augmentation ou à la diminution de rigidité des feuillets membraneux des valvules.

6° *Modifications des bruits du cœur par des bruits anomaux.*

Ces bruits anomaux sont de deux espèces : les uns ont pour origine une cause matérielle dont la nature et les effets sont parfaitement connus ; les autres ne se rattachent à aucune lésion apparente des solides. Les premiers ont reçu le nom de *bruits anomaux par cause organique ;* les seconds, de *bruits anomaux par cause inorganique.*

A. *Bruits anomaux du cœur par cause organique.* — Ces bruits sont de deux sortes : les uns sont produits à l'intérieur du cœur, les autres à l'extérieur de cet organe. 1° *Murmures intra-cardiaques.* Les maladies des valvules, qui sont presque toujours la cause de ces murmures, impriment aux bruits du cœur des modifications pathologiques variées, et les transforment en bruits de soufflet, de scie, de lime, de râpe, de sifflement, et en de véritables bruits musicaux.

Tout le monde sait que Laennec, dans la première édition de son immortel ouvrage, après avoir rattaché tous les bruits de cette espèce à des lésions matérielles, ou plutôt à des rétrécissements d'orifices, recula dans la deuxième édition devant une affirmation aussi explicite ; et qu'effrayé de la nombreuse quantité de faits qui ne venaient pas se ranger sous cette bannière, il admit, pour expliquer tous ces bruits anomaux, un certain spasme du cœur, un certain trouble de l'état nerveux. Nous n'avons pas aujourd'hui à défendre l'auscultation contre son auteur : le temps a fait justice des erreurs de Laennec. Cet auteur ne connaissait pas ce qu'on a désigné depuis sous le nom d'*insuffisance*, c'est-à-dire l'impossibilité où se trouvent les valvules de fermer un orifice et d'empêcher le reflux du sang dans la cavité qu'il vient de quitter. Laennec n'avait jamais tenu compte de l'état du sang lui-même. Sans la découverte des insuffisances, que nous devons à Elliotson et à Hope, la pathologie du cœur serait dans un vague désespérant.

Avant d'examiner dans quelles circonstances on rencontre ces murmures, commençons par poser ce principe, que le premier bruit, la contraction des ventricules, le passage du sang à travers les orifices artériels, la diastole artérielle, sont des phénomènes parfaitement isochrones ; et que le second bruit, la contraction auriculaire, le passage du sang dans les ventricules, la diastole de ces cavités, la systole des artères, sont encore des phénomènes synchrones.

Toutes les fois que la colonne sanguine, chassée par les ventricules, trouvera dans les orifices artériels un obstacle à son passage (altération inflammatoire ou non, dégénérescence fibreuse, fibro-cartilagineuse, stéatomateuse, osseuse, végétations, concrétions sanguines), obstacle qui en rétrécira le diamètre, il en résultera un murmure coïncidant avec le premier bruit, la contraction des ventricules, etc., etc., que nous appellerons *systolique*, ou *murmure par rétrécissement des orifices artériels.*

Toutes les fois que les valvules des orifices artériels, par suite d'une altération quelconque (dégénérescences variées de la base ou du sommet de ces valvules, atrophie perforative, adhérences anomales, concrétions polypeuses), se trouveront dans l'impossibilité de fermer complètement l'orifice artériel, et d'empêcher le reflux du sang dans le ventricule, il en résultera un murmure coïncidant avec la diastole des ventricules et le second bruit (*murmure diastolique*, ou *par insuffisance des orifices artériels*).

Si, par une cause quelconque, le diamètre de l'un des orifices auriculo-ventriculaires se trouve rétréci, surtout à un haut degré, le sang, chassé par la contraction de l'oreillette, etc., produira, en passant à travers l'orifice rétréci, un murmure qui coïncidera avec la diastole des ventricules (*murmure diastolique* ou *par rétrécissement des orifices auriculo-ventriculaires*).

Enfin, si l'une des valvules auriculo-ventriculaires ne joue pas assez librement pour empêcher le sang de pénétrer dans l'oreillette au moment de la contraction des ventricules, il résultera de ce passage de la colonne du sang un murmure isochrone avec la systole des ventricules (*murmure systolique* ou *par insuffisance des orifices auriculo-ventriculaires*).

Comme on le voit, le diagnostic des murmures valvulaires et des lésions qu'ils annoncent repose entièrement sur la succession dans laquelle se font les contractions des diverses cavités du cœur. Chaque orifice peut être le siége de deux murmures, un par rétrécissement, l'autre par insuffisance ; et un murmure considéré abstractivement, peut par conséquent appartenir soit à un rétrécissement, soit à une insuffisance. (Il faut bien se rappeler que les murmures des cavités droites sont fort rares.)

Apportant dans l'examen des murmures du cœur cet esprit analytique qui ne l'abandonne jamais, M. Gendrin a cru devoir établir des divisions plus nombreuses; rattachant à chacune des sous-divisions des actes du cœur des murmures particuliers, il a admis parmi les murmures *systoliques :* 1° des murmures *pré-systoliques*, c'est-à-dire qui coïncident avec le moment où le cœur va se contracter, et qui annoncent des rugosités sur le plancher ventriculaire des valvules mitrale et triglochine; 2° des murmures *systoliques*, annonçant des obstacles au cours du sang et existant dans la cavité ventriculaire elle-même, une insuffisance des valvules auriculo-ventriculaires ou un anévrisme partiel du cœur; 3° des murmures *péri-systoliques*, c'est-à-dire qui suivent immédiatement la systole du cœur, et qui annoncent des obstacles ayant leur siége à l'origine des gros troncs artériels ou dans ces vaisseaux eux-mêmes; et parmi les murmures *diastoliques :* 1° des murmures *pré-diastoliques*, annonçant des rugosités aux orifices auriculo-ventriculaires ou sur le plancher auriculaire de ces valvules; 2° des murmures *diastoliques*, qui annoncent des altérations du bord libre de ces mêmes valvules; 3° des murmures *péri-diastoliques*, annonçant l'existence d'un rétrécissement de l'orifice auriculo-ventriculaire.

Nous avons pu nous convaincre par nous-même de la facilité avec laquelle M. Gendrin se sert de ces subdivisions pour diagnostiquer, mais nous n'adoptons pas cette méthode, convaincu que nous sommes qu'elle exige de la part de celui qui s'en sert une perfection de sens que tout le monde ne peut posséder; et encore parce que ces distinctions ne sont pas toujours praticables.

Les murmures valvulaires résultent de la collision des molécules sanguines entre elles et contre les solides qui les renferment, lorsque le liquide, en passant à travers l'orifice d'une cavité, éprouve, sous une influence quelconque, des commotions anomales. Les vibrations sonores qu'on obtient dans ces cas sont tout-à-fait analogues à celles qu'on observe lorsqu'on fait circuler un liquide dans un tube, et que ce liquide rencontre un obstacle ; l'expérience se trouve ici tout-à-fait favorable à l'explication théorique que nous en avons donnée. D'après Corrigan, la production du bruit de soufflet est subordonnée aux deux circonstances suivantes : 1° le mouvement du sang sous forme de courants (au lieu d'un mouvement égal et naturel), tendant à produire des vibrations correspondantes dans les parois des cavités du cœur ; 2° une diminution de tension des parois des artères ou des cavités elles-mêmes, qui permet aux parois d'être facilement mises en vibration par les courants irréguliers qui s'y produisent. Nul doute que les courants et les contre-courants ne contribuent à produire des murmures ; mais comment les produisent-ils si ce n'est en amenant des commotions anomales et un surcroît de frottement ? Quant à la diminution de tension, dont nous nous servirons plus tard dans quelques circonstances spéciales, elle est bien loin d'être une condition essentielle pour la production d'un murmure ; car l'expérience prouve qu'on produit des murmures dans les tubes les plus résistants et les plus épais ; et que, par conséquent, les parois peuvent ne concourir que peu ou point à la production de ces murmures.

Les murmures valvulaires présentent dans leur *timbre* des modifications que Laennec a fait connaître sous le nom de bruits de soufflet, de scie, de lime, de râpe, de murmure continu, de bruit de soufflet sibilant ou musical. Le *bruit de soufflet* est un bruit doux, peu élevé, semblable à celui qu'on produit avec un soufflet ordinaire ; les bruits de *râpe*, de *lime*, de *scie* expriment des degrés de rudesse plus prononcés.

Laennec pensait que les bruits les plus rudes (de lime, de scie, de râpe) annoncent des ossifications, tandis que les bruits les plus doux indiquent des obstacles dont la surface est unie, et par conséquent des altérations fibreuses ou fibro-cartilagineuses. Mais aujourd'hui il est prouvé que si la nature de l'obstacle entre pour quelque chose dans la production de ces murmures ; si des ossifications faisant saillie et se montrant à nu dans le calibre des vaisseaux, peuvent donner lieu à des murmures rudes, on trouve souvent aussi des ossifications très-étendues, surtout lorsqu'elles sont recouvertes de la membrane interne, qui ne donnent lieu qu'à un murmure doux, c'est-à-dire au bruit de soufflet : d'où nous pouvons conclure que la rudesse des murmures est subordonnée à une disposition de l'obstacle ou de l'orifice rétréci telle, que le courant sanguin soit fortement brisé, et que le liquide et les solides voisins entrent en vibrations considérables. N'oublions pas cependant que la rudesse de ces bruits est encore soumise à une autre cause bien plus puissante, c'est-à-dire à la rapidité du courant sanguin. Aussi voit-on souvent un murmure qui avait le caractère rude (le bruit de scie par exemple) descendre peu à peu au caractère de bruit de lime et de râpe, puis après à celui de bruit de soufflet, sous l'influence des moyens qui diminuent et ralentissent l'action du cœur, et même disparaître complètement pendant les contractions faibles du cœur, et ne se montrer que pendant les contractions fortes de cet organe. C'est aussi parce que le courant qui traverse les orifices manque de force que l'on ne trouve pas de murmure rude dans le cas d'insuffisance des orifices artériels, ou dans celui de rétrécissement des orifices auriculo-ventriculaires, et que même dans ce dernier cas on voit manquer quelquefois les murmures. Les murmures rudes ajoutent une grande précision au diagnostic : ils annoncent toujours une lésion organique, souvent un rétrécissement assez considérable, et rarement une insuffisance; quand on rencontre des murmures rudes chez des sujets déjà avancés en âge, on peut présumer qu'ils sont dus à des ossifications.

Les murmures continus s'observent très-rarement dans le cœur, et les circonstances dans lesquelles on rencontre ces murmures sont encore bien peu déterminées. Hope, qui a rencontré deux fois ce murmure continu dans le cœur, l'a vu produit dans le premier cas par l'agitation d'une petite quantité de liquide qui se trouvait battue entre les feuillets du péricarde, tapissés de fausses membranes rugueuses; et dans le second cas, par le reflux du sang d'un anévrisme de l'aorte dans le ventricule droit. Ces murmures continus, comme les bruits de scie, de lime, etc., sont aussi d'autant plus intenses que le courant sanguin qui traverse l'orifice rétréci est animé d'une plus grande force.

Les bruits musicaux, que Laennec avait observés dans les artères, mais qu'il n'avait jamais rencontrés vers le cœur, s'observent cependant assez souvent dans cet organe. Ils peuvent consister en une note distincte, un sifflement, un roucoulement, un miaulement, etc.; quelquefois, c'est une note presque pure; mais le plus souvent elle se trouve mêlée à un bruit de soufflet ordinaire; tantôt elle précède ce murmure, tantôt elle est plus ou moins confondue et semble faire corps avec lui; tantôt enfin elle ne commence que plus tard, et semble être comme l'apogée de ce murmure. Il est bien rare que le bruit musical donne lieu à un de ces bruits capables d'être notés. A la manière dont les bruits musicaux succèdent aux murmures ordinaires, on reconnaît que ce sont des phénomènes du même ordre, et qui se fondent les uns dans les autres: le caractère musical est dû à des vibrations plus aiguës et plus nombreuses; mais il n'y a pas plus de différence entre les uns et les autres qu'il n'en existe entre le bruit de souffle et le bruit de sifflement que l'on produit avec les lèvres; tout le monde sait avec quelle facilité on passe de l'un à l'autre : il suffit pour amener cette transition d'accélérer la sortie de l'air sans modifier la position des lèvres: peu importe que le milieu soit liquide ou aériforme. M. Cagniard-Latour n'a-t-il pas prouvé que les divers degrés de force, avec lesquels on fait passer un liquide à travers des ouvertures, suffisent pour changer le caractère d'un bruit de frottement en celui de bruit musical? On ne connaît pas encore parfaitement les circonstances dans lesquelles s'observent les bruits musicaux; cependant Hope a cru pouvoir conclure de ce qu'il a observé que ces bruits accompagnent plutôt l'insuffisance que le rétrécissement des orifices du cœur.

L'*élévation* ou le *ton* des bruits de soufflet, de scie, de lime, de râpe, dépend de la plus ou moins grande profondeur des lieux où ces bruits se produisent : plus ces bruits sont rapprochés de l'oreille, et plus le ton est élevé, et réciproquement; et, tout restant égal, plus le courant qui traverse l'orifice rétréci a de force, plus les bruits s'élèvent; enfin plus l'ouverture est étroite et plus le son est aigu, pourvu cependant que le courant sanguin soit assez fort.

C'est à l'orifice ou dans l'artère pulmonaire que les murmures sont plus superficiels, et qu'ils ont par conséquent un ton plus élevé. Le plus souvent le bruit qu'ils produisent tient le milieu entre celui qui est causé par la répétition de la lettre S, *ssss*, et celui qui est produit par la répétition de la lettre R, *rrrr*. Par la même raison, les murmures qui se passent dans l'aorte ascendante, dans le point où cette artère se rapproche du sternum, ont un ton presque aussi élevé que celui des murmures de l'artère pulmonaire.

L'orifice de l'aorte est situé un peu plus profondément : aussi les murmures qui se passent à cet orifice s'élèvent-ils rarement au-dessus du bruit produit par la répétition de la lettre R. Ce bruit est, suivant Hope, le véritable type du bruit de scie, quoique M. Bouillaud l'ait représenté par la répétition de la lettre S.

Comme les courants qui donnent lieu aux murmures diastoliques, ou par insuffisance des artères aorte et pulmonaire, sont beaucoup plus faibles que les courants qui donnent lieu aux murmures systoliques, les premiers sont toujours moins élevés. Hope, qui les regarde comme plus bas de deux tons, les a représentés par le bruit que produit l'aspiration prolongée du mot anglais *awe* (â).

Les orifices auriculo-ventriculaires sont encore plus profondément situés : aussi, les murmures qui se produisent vers ces orifices sont-ils encore moins élevés ; suivant Hope, ils sont de quatre tons plus bas, et ils sont parfaitement représentés par le bruit que produit la répétition du mot *ou*. Au surplus, le ton s'élève un peu dans l'insuffisance des valvules correspondantes, à cause de la force avec laquelle le courant traverse l'orifice ; il est au contraire à son minimum d'élévation dans le cas de rétrécissement, par suite de la faiblesse du courant sanguin qui vient de l'oreillette. (Les murmures de l'orifice auriculo-ventriculaire droit sont un peu plus élevés que ceux de l'orifice correspondant gauche parce qu'ils se passent à une profondeur un peu moindre.)

La connaissance de l'élévation ou du ton des murmures n'est pas une chose de simple curiosité : c'est uniquement par elle que nous pouvons arriver à porter un diagnostic précis sur la valvule affectée ; et cela parce qu'elle nous permet de remonter jusqu'à la source des murmures, une fois que nous avons trouvé leur point maximum. Ajoutons que si ces murmures tiennent leur élévation plus ou moins grande de ce qu'ils sont plus ou moins superficiels, ou plutôt de ce qu'ils sont plus ou moins réfléchis vers le centre de la poitrine, ils la tiennent encore du lieu où on les explore : tel bruit qui offre les caractères du bruit de scie à la région précordiale, peut bien, lorsqu'on l'explore sur les côtés de la clavicule, ne plus consister qu'en un bourdonnement sourd.

Tout ce qui regarde les murmures valvulaires est si important, que nous croyons devoir placer ici quelques conclusions générales du docteur Hope, sur la nature et le mécanisme des murmures de cette espèce. Nul doute qu'elles ne laissent quelque chose à désirer ; mais elles présentent assez exactement l'état de la science jusqu'à ce jour :

1° Les courants *systoliques* des ventricules sont plus forts que les courants *diastoliques ;* par conséquent, les murmures qui sont dus aux premiers sont beaucoup plus intenses que ceux qui sont dus aux seconds.

2° Les murmures rudes (bruit de scie, de lime, de râpe,) peuvent être le résultat de rétrécissement considérable, d'obstacles saillants et rugueux, quelle que soit leur nature intime ; mais ils ne peuvent être produits que par les courants systoliques et jamais par les courants diastoliques.

3° Le ton des murmures est d'autant plus élevé que ces murmures se produisent plus près de la surface, et que les conrants qui les produisent sont plus forts ; et *vice versâ.* Le ton baisse aussi, la profondeur restant la même, si on écoute les murmures à une plus grande distance.

4° Les murmures musicaux n'indiquent rien autre chose que les murmures ordinaires.

5° Les murmures rudes, et même les bruits de soufflet forts et permanents, indiquent une lésion organique.

6° Les murmures par insuffisance annoncent nécessairement une lésion organique.

7° Les murmures continus qu'on rencontre dans le cœur indiquent probablement tantôt une maladie organique avec reflux du sang de l'aorte dans le ventricule droit ou dans l'artère pulmonaire, tantôt l'agitation d'une petite quantité de liquide entre les deux feuillets du péricarde rendus rugueux par de fausses membranes. (*Cette dernière conclusion est certainement la moins appuyée de toutes celles déduites par l'auteur.*)

L'étude de l'élévation ou des tons des murmures valvulaires nous conduit naturellement à rechercher quels sont les points où ces divers murmures sont à leur maximum : c'est là sans contredit la base de tout diagnostic différentiel des maladies des valvules; c'est la clef de la voûte sur laquelle nous devons appuyer la plus grande partie de la pathologie du cœur.

Il faut le reconnaître avec franchise, cette partie du diagnostic des maladies du cœur a été fort négligée en France : c'est à peine si les ouvrages élémentaires contiennent quelques vagues données sur les moyens de reconnaître quel est l'orifice ou la valvule affectés. C'est surtout Hope, qui, dans la troisième édition de son excellent ouvrage sur les maladies du cœur, a posé les bases de cet édifice, et qui, par suite, a porté dans le diagnostic une précision que nous étions bien loin de soupçonner il y a quelques années. Comme on le pense bien, nous userons largement des recherches de ce judicieux observateur.

Les murmures qui se passent dans le cœur, quel que soit l'orifice dans lequel ils se produisent, se perçoivent toujours mieux en descendant sur le ventricule correspondant à l'altération que sur le ventricule opposé.

Les murmures qui sont dus à des lésions du ventricule gauche se perçoivent à leur maximum sur le côté gauche de la poitrine, en dehors du cœur ; ceux qui ont leur siége dans le ventricule droit ne s'entendent pas en dehors de la région précordiale, et se perçoivent à leur maximum sur toute la ligne des articulations synchondro-sternales, la partie inférieure du sternum, même quelquefois à la région épigastrique : c'est par erreur qu'on a avancé que ces murmures se prolongeaient du côté droit de la poitrine.

Les murmures qui se passent aux orifices artériels sont à leur maximum immédiatement au-dessus des valvules semi-lunaires, c'est-à-dire au niveau du bord inférieur de la troisième côte près du sternum, lorsque le malade est dans une position horizontale ; et un peu plus bas lorsqu'il est debout; et de là en remontant sur le trajet de l'aorte ou de l'artère pulmonaire dans un espace d'environ deux pouces.

On reconnaîtra qu'un murmure appartient à l'aorte, et non à l'artère pulmonaire, à ce que ce murmure se perçoit distinctement en remontant sur le trajet de ce premier vaisseau, pendant qu'il est très faible et à peine distinct sur le trajet de ce dernier.

Enfin on reconnaîtra qu'un murmure dépend plutôt d'une altération des valvules de l'aorte que d'une maladie de l'aorte ascendante, à son élévation diatonique, qui ne dépasse pas ordinairement le bruit produit par la répétition de la lettre R ; tandis que celui qui est produit par cette dernière cause est beaucoup plus haut, *plus rapproché*, plus superficiel, et présente beaucoup d'analogie avec le bruit produit par la répétition de la lettre S.

Tout ce qui précède s'applique également à l'artère pulmonaire : il suffit de changer les termes de la question. Ajoutons cependant que les murmures qui se passent au niveau des valvules ou dans l'artère elle-même sont toujours plus superficiels et plus rapprochés que ceux qui se passent dans l'aorte, à cause de la situation plus superficielle de cette première artère et de la position plus élevée de son orifice.

Il suffit donc de remonter sur le trajet de l'aorte ou de l'artère pulmonaire pour savoir parfaitement à quoi s'en tenir sur le siége du murmure : de cette manière, on se place tout-à-fait en dehors du cercle dans lequel les murmures des orifices auriculo-ventriculaires se propagent. Cette règle s'applique non-seulement au rétrécissement des orifices artériels, mais encore aux insuffisances des valvules correspondantes, avec cette restriction que ces murmures par insuffisance sont plus faibles et se propagent moins en remontant sur le trajet de ces vaisseaux.

Les murmures qui se passent aux orifices auriculo-ventriculaires se perçoivent à leur maximum sur cette portion de la région précordiale où le cœur se trouve en contact avec les parois thoraciques, où l'on trouve de la matité, autrement dit vers la pointe du cœur. C'est vers le côté gauche et supérieur de la portion mate, c'est-à-dire vers la cinquième côte, ou l'espace intercostal sous-jacent, un peu à droite du mamelon, qu'il faut chercher le maximum des murmures de l'orifice auriculo-ventriculaire gauche; tandis que ceux de l'orifice auriculo-ventriculaire droit se perçoivent mieux à la partie supérieure et droite de la portion mate, c'est-à-dire sur le sternum, ou un peu à côté de cet os. Dans ces deux points, les murmures de ces orifices sont très-rapprochés et très-distincts, tandis que ceux des orifices artériels sont toujours obscurs et toujours éloignés lorsqu'on les cherche vers la pointe du cœur. Il faut cependant en excepter les murmures par insuffisance des orifices artériels, qui descendent un peu vers la partie inférieure du ventricule. Mais si l'on remonte vers les orifices artériels, on trouve, dans le cas d'insuffisance, que ces murmures vont toujours en augmentant d'intensité, tandis que, dans les mêmes circonstances, les murmures des orifices auriculo-ventriculaires vont toujours en s'affaiblissant.

Lorsque les murmures se passent simultanément aux orifices artériels et auriculo-ventriculaires, il suffit, pour établir le diagnostic, de tenir compte des règles précédentes et des tons du murmure pour reconnaître qu'il y a deux sources distinctes de bruits.

Enfin, lorsque deux murmures se passeront au même orifice, il sera facile de s'en assurer : d'une part, par le point maximum où ils se perçoivent ; et d'autre part, par leur connexion parfaite avec le premier et le second bruit.

2° *Frémissement vibratoire.* Chez certains sujets, l'application de la main ou de l'oreille sur la région précordiale fait percevoir une espèce de bruissement. Ce bruissement, signalé pour la première fois par Corvisart, et que Laennec a comparé au murmure de satisfaction que font entendre les chats lorsqu'on les flatte, que M. Bouillaud a beaucoup mieux comparé au frémissement que l'on éprouve quand on place la main sur le larynx d'un homme qui parle ou qui chante, transmet, à l'oreille surtout, la sensation de vibrations plus ou moins répétées. Il y a, dans le frémissement vibratoire du cœur, deux choses à considérer : la *partie tactile,* c'est-à-dire les vibrations qui, nées à l'intérieur de l'organe malade, ont assez de force pour se propager jusqu'aux parois de la poitrine ; et la *partie acoustique,* c'est-à-dire un bruit de ronflement plus ou moins prolongé avec des vibrations sonores distinctes et plus ou moins rapprochées. Il suffit d'avoir entendu pendant quelques instants ce frémissement pour le rattacher à des obstacles solides et résistants qui entrent en vibration au moment du passage de la colonne sanguine. C'était l'opinion de Corvisart, qui en rapportait la cause à l'ossification de la valvule mitrale. Les faits sont venus confirmer cette théorie, et l'on peut aujourd'hui regarder comme démontré que tout frémissement vibratoire qui s'observe *vers le cœur* est lié à une altération matérielle organique, qui consiste dans un obstacle résistant à la circulation du sang.

Le frémissement vibratoire n'est, en réalité, autre chose que le plus haut degré des phénomènes que nous venons d'étudier sous le nom de *murmures valvulaires*, et d'autres phénomènes que nous étudierons bientôt sous le nom de *bruit de frottement :* tous trois sont le résultat d'une plus ou moins grande somme de frottement, et ils se fondent les uns dans les autres. Il faut, pour qu'il se produise un frémissement vibratoire, que les vibrations qui résultent du passage du sang sur l'obstacle soient à la fois nombreuses et très-amples, et que, en outre, elles trouvent dans les parties voisines des agents de transmission. Il ne suffit pas, en effet, que ce frémissement ait lieu à l'intérieur de la poitrine : il faut encore qu'il se propage au-dehors ; dans certains cas, la main appliquée sur la région précordiale ne perçoit que très-peu de frémissement, tandis que l'oreille reconnaît des vibrations nombreuses ; c'est que cette propagation est subordonnée au siége même des frémissements. Il est rare que l'on trouve un frémissement vibratoire dépendant d'une maladie des valvules ou de l'orifice aortique, parce que le sternum, qui se trouve placé au-dessus de cet orifice, s'oppose à cette transmission ; mais si, par hasard, l'aorte se trouve déplacée, on perçoit, au contraire, très-souvent un frémissement vibratoire, quand l'orifice aortique est malade. La même cause s'oppose encore à ce que l'on perçoive le frémissement vibratoire dépendant d'une maladie de l'orifice de l'artère pulmonaire, ou de cette artère elle-même. Dans certains cas, il suffit de faire incliner le malade à gauche pour pouvoir percevoir ce phénomène entre la deuxième et la troisième côtes gauches. Dans le cas de dilatation de l'artère pulmonaire, on trouve au contraire dans ce point un frémissement très-distinct. Mais de toutes les causes de frémissement vibratoire, la plus fréquente est celle qu'avait entrevue Corvisart, l'insuffisance des valvules auriculo-ventriculaires, et surtout de la valvule mitrale.

On pourrait en quelque sorte dire, *à priori*, quelles sont les conditions matérielles du frémissement vibratoire. La théorie indique et l'observation prouve qu'il est dû à un obstacle solide, faisant saillie sur le trajet de la colonne du sang. C'est ainsi que, pour l'aorte et pour l'artère pulmonaire, le frémissement est dû à la présence de bourrelets, de tubercules saillants ostéo-cartilagineux, sur lesquels la colonne du sang vient frapper pendant la systole ; c'est ainsi que, à l'orifice auriculo-ventriculaire gauche, le frémissement vibratoire reconnaît le plus souvent pour cause une altération particulière de la valvule mitrale, consistant en un allongement considérable du bord libre de cette valvule, qui forme, dans l'intérieur même du ventricule, une saillie allongée et souvent froncée en bourse.

Comme ce phénomène est le résultat de la percussion du sang sur un obstacle solide, il en résulte qu'il est entièrement subordonné dans sa production à l'intensité avec laquelle la colonne du sang frappe sur l'obstacle, et par conséquent au plus ou au moins d'énergie des contractions du cœur. Nous avons déjà dit qu'une des lésions qui donne le plus souvent lieu au frémissement vibratoire est l'insuffisance de la valvule mitrale : c'est que, dans cette circonstance, le courant sanguin pénètre dans l'oreillette avec toute la puissance qui lui est communiquée par la contraction générale ; d'où il suit que le frémissement vibratoire doit être très-rare dans le cas de simple rétrécissement des orifices auriculo-ventriculaires. Quant aux orifices artériels, il est clair, d'après les mêmes principes, que le frémissement qui sera le résultat d'un rétrécissement des orifices artériels aura toujours beaucoup plus d'intensité que le frémissement qui sera dû à une insuffisance des valvules correspondantes. Quelle que soit la cause du frémissement, ce phénomène diminue et disparaît même complètement lorsque l'action contractile du cœur s'affaiblit, lorsque les forces vitales commencent à s'anéantir. Ce serait une fâcheuse erreur que de considérer la disparition de ce phénomène comme une amélioration dans l'état du malade : elle annonce au contraire que cet état est considérablement aggravé, et que la circulation ne se fait déjà plus avec toute la force et toute la régularité nécessaires à l'accomplissement des fonctions.

Le frémissement vibratoire peut être avantageusement employé pour le diagnostic des maladies des valvules : il suffit de lui appliquer les règles que nous avons développées au sujet des murmures valvulaires : il faut chercher le point où ce frémissement s'entend à son maximum ; étudier son élévation dans l'échelle musicale ; et déterminer avec quel mouvement du cœur il coïncide : le frémissement vibratoire *systolique* annonce, ou une insuffisance de la valvule mitrale ou triglochine, ou bien un rétrécissement des orifices artériels ; dans le premier cas, ce frémissement a son maximum d'intensité au niveau de la pointe du cœur ou un peu au-dessus ; dans le second cas, il a son maximum au niveau des orifices artériels, c'est-à-dire dans le troisième espace intercostal. Lorsque le frémissement vibratoire est double, il peut annoncer un rétrécissement d'un orifice artériel et une insuffisance de la valvule mitrale ou triglochine, et *vice versâ ;* ou bien un rétrécissement avec insuffisance d'un orifice artériel ou auriculo-ventriculaire. Dans ce dernier cas, il faut chercher dans quels points ce double frémissement a son maximum d'intensité, et s'il n'a pas deux foyers de production (ce qui est excessivement rare, si même cela a jamais été observé).

En terminant ce qui est relatif au frémissement vibratoire, disons que le bruit de frottement dont nous allons parler bientôt revêt, dans quelques circonstances, le caractère du frémissement vibratoire, et donne lieu à des vibrations tout-à-fait analogues. C'est au début et à la fin de la péricardite, lorsque les fausses membranes sont sèches, ou que les feuillets du péricarde, rendus rugueux par la présence de fausses membranes, battent entre eux une certaine quantité de liquide, que l'on perçoit des vibrations semblables à celles des frémissements vibratoires. Il faut être prévenu de cette circonstance, quoique la distinction soit toujours assez facile, parce que les symptômes que l'on observe dans ces derniers cas sont ceux de la péricardite, et non ceux de l'endocardite chronique, ni des maladies des valvules.

3° *Bruit de frottement périphérique ou péricardiaque.* Dans l'état normal, le frottement des deux feuillets du péricarde ne s'accompagne d'aucun bruit appréciable ; il n'en est plus de même lorsque le frottement augmente d'intensité, soit par l'accélération des mouvements du cœur, soit par l'état plus ou moins rugueux des feuillets de cette membrane : car alors chaque froissement des surfaces opposées du péricarde s'accompagne d'un bruit particulier, auquel on a donné le nom de bruit de *frottement périphérique* ou *péricardiaque.* Ce phénomène coïncide ordinairement avec la systole et la diastole du cœur. Il se perçoit presque immédiatement sous l'oreille de l'observateur, et dépasse rarement les limites de la région précordiale; jamais il ne se propage sur le trajet des gros vaisseaux. Ce bruit de frottement a son maximum au niveau de la pointe et de la partie inférieure du cœur pour la portion systolique, et à la partie moyenne et à la base pour la portion diastolique. Il n'en est pas de même lorsque les conditions des surfaces opposées du péricarde ne sont pas semblables dans toute leur étendue : c'est, en ce cas, au niveau de la portion la plus rugueuse que le bruit de frottement périphérique est à son maximum.

Dans les palpitations, la force et la rapidité avec lesquelles s'accomplissent les battements du cœur déterminent souvent la production d'un bruit de frottement double, superficiel, qui a un caractère sec particulier, et que l'on ne peut mieux comparer qu'au bruit que l'on produit en passant rapidement la main sur du drap : ce phénomène conserve toujours ce caractère. Il en est autrement dans la péricardite, dont le bruit de frottement constitue un des phénomènes les plus essentiels : dans cette maladie, le bruit de frottement est susceptible de revêtir des caractères différents : sourd, grave, profond au début, il devient d'autant plus sec et plus craquant qu'on s'éloigne davantage du début de la maladie. Les modifications nombreuses qu'éprouve le bruit de frottement ont servi aux auteurs pour créer un grand nombre de bruits anomaux, qu'ils ont décrits sous le nom de bruits de *frottement,* de *frôlement,* de *cuir neuf,* de *ra-*

clement. Tous ces bruits ne sont que les nuances d'un seul et même *bruit-type*, le *bruit de frottement.* Si ces bruits anomaux ne méritent pas d'être distingués en tant que phénomènes indépendants les uns des autres, ils ont tous leur valeur, puisqu'ils correspondent tous à un état donné des surfaces séreuses du péricarde. La détermination de ces états morbides n'a pas été faite d'une manière bien satisfaisante; toutefois on peu dire, en général, que le caractère sec et craquant des bruits de frottement est d'autant plus prononcé que les fausses membranes prennent une plus grande densité. Hope, qui a traité cette matière avec beaucoup de soin, est arrivé à conclure :

1° Que les bruits de *râpe* et de *lime* sont produits par le frottement de fausses membranes fermes et rugueuses ;

2° Que les bruits de *déchirement* et de *froissement de parchemin* sont dus à des surfaces pseudo-membraneuses, molles et humides; tandis que,

3° Le bruit de *frottement comme soufflant* reconnaît pour cause des fausses membranes, molles, un peu sèches;

4° Quant au bruit de *craquement de cuir* et de *coassement*, on le rencontre avec de fausses membranes très-sèches et très-résistantes;

5° Enfin, le bruit de *roulement continu* est dû à l'agitation d'une petite quantité de liquide entre les feuillets du péricarde, couverts de fausses membranes.

Sans attacher une trop grande valeur, ni aux comparaisons que l'on a faites de ces divers bruits, ni au mode de production qu'on leur attribue, nous pensons que les données qui précèdent ont une certaine utilité dans le diagnostic de la péricardite.

Le siége des pseudo-membranes exerce une certaine influence sur la production du bruit de frottement : c'est ainsi que, lorsque les plaques pseudo-membraneuses n'occupent que la base du cœur, et par conséquent une partie où le frottement est toujours très-faible, le bruit anomal n'existe pas.

Le bruit de frottement péricardiaque qui, ainsi que nous l'avons vu, suit la marche de la maladie, paraît en quelque sorte se déplacer de jour en jour sous l'oreille de l'observateur : ce qui annonce que la phlegmasie s'étend et fait des progrès. Comme tous les bruits anomaux, ce phénomène est en rapport avec la fréquence et l'énergie des battements du cœur : toutes les causes (les palpitations par exemple) qui ajoutent à cette fréquence, à cette énergie, ont pour résultat de donner une plus grande force et un caractère plus rugueux au bruit de frottement ; tandis que les causes qui dépriment l'action du cœur (comme les saignées), ou qui ralentissent ses mouvements (comme la digitale), lui impriment des caractères tout opposés.

4° *Bruit du choc de la pointe du cœur contre les parois thoraciques*, ou *bruit de tintement métallique*. Ce bruit, que Laennec a signalé dans les palpitations nerveuses, consiste en un cliquetis métallique plus ou moins intense, dont on peut prendre l'idée en appliquant la paume de la main sur l'oreille et en percutant légèrement le dos de cette main avec un doigt de la main opposée (*bruit auriculo-métallique* de M. Filhos). Ce bruit, qui ne se perçoit qu'avec la systole, et jamais avec la diastole, qui suit presque immédiatement le premier bruit, dépend du choc de la pointe du cœur contre le bord inférieur de la cinquième côte. La preuve, c'est qu'on peut le faire cesser à volonté, en refoulant les parties molles dans l'espace intercostal correspondant, de manière à mettre la partie interne de cet espace sur le même niveau que la côte, sur laquelle le cœur glisse alors sans la frapper. Ce tintement métallique ne se perçoit que chez les sujets maigres, parce que, chez les sujets bien constitués, les espaces intercostaux sont pleins et résistants, et que par suite le bord de la cinquième côte n'est pas exposé au choc de la pointe du cœur. Cependant, en quelques circonstances, ce tintement métallique paraît dû à l'agitation que de violentes contractions du cœur impriment aux liquides et aux gaz qui distendent l'estomac. La production de ce prénomène dépend toujours de la force et de la fréquence des battements du cœur : toutes les causes qui rendent ces battements plus forts et plus fréquents peuvent amener le tintement métallique; ce bruit anomal ne mérite pas toute l'importance que M. Filhos lui a donnée, car il ne peut modifier les bruits du cœur au point de les rendre méconnaissables, et il est encore inutile au diagnostic.

B. *Bruits anomaux du cœur par cause inorganique.* —

Les bruits anomaux de cette espèce sont ceux dont on ne trouve pas la cause dans une modification des solides qui constituent les diverses parties du cœur et ses annexes. Tandis que les bruits anomaux par cause organique se passent à l'intérieur ou à l'extérieur du cœur, les bruits anomaux par cause inorganique se passent tous à l'intérieur de cet organe, et de là se propagent dans les vaisseaux qui en émanent. L'illustre auteur de l'auscultation avait reconnu que, en certaines circonstances, on observe vers le cœur des murmures anomaux, sans qu'on trouve après la mort aucune lésion organique qui puisse en rendre compte; rejetant loin de lui l'idée que ces bruits anomaux pussent être dus à un état particulier du sang ou à la manière dont ce liquide est mu, il se hâta de renoncer à la conclusion qu'il avait portée sur la nature du bruit de soufflet dans la première édition de son ouvrage : il conclut qu'il était évident que le bruit de soufflet, *comme le frémissement vibratoire*, est dû à un véritable spasme du cœur, à un trouble de l'innervation.

Examinons d'abord les circonstances dans lesquelles on trouve ce bruit de soufflet par cause inorganique : c'est toujours chez des sujets qui ont été soumis à des déperditions considérables de sang ou qui ont eu des hémorrhagies; et encore chez des sujets en proie à des cachexies, telles que les cachexies chlorotique, cancéreuse, tuberculeuse, scorbutique, etc., c'est-à-dire dans des cas où le fluide sanguin, s'il n'a pas diminué de quantité, a du moins considérablement perdu de sa richesse naturelle; et enfin dans certaines conditions pathologiques temporaires, qui s'accompagnent d'un grand trouble de la circulation, dans le frisson des fièvres intermittentes par exemple, comme l'a constaté M. Gendrin. Ainsi donc, diminution dans la quantité du liquide sanguin, diminution de la plasticité de ce liquide, telles sont en général les circonstances dans lesquelles se produisent les bruits anomaux du cœur par cause inorganique.

Les bruits anomaux, lorsqu'ils siégent au cœur (ils sont toujours beaucoup plus prononcés dans les gros vaisseaux), méritent parfaitement le nom de bruits de soufflet : ils présentent toujours un caractère doux et ronflant; ils donnent à l'oreille la sensation du bruit qu'on produit en soufflant une chandelle. Toujours isochrones à la systole et *jamais* à la diastole du cœur, ils ont toujours leur maximum d'intensité au niveau des orifices artériels de cet organe, et se propagent souvent sur le trajet des gros vaisseaux; de sorte qu'il suffit que le bruit de soufflet soit isochrone à la diastole ou au second bruit, et qu'il ait son maximum au niveau de la pointe du cœur, pour qu'on puisse affirmer qu'il dépend d'une cause organique. Comme tous les autres bruits anomaux, le bruit de soufflet inorganique du cœur est soumis à la force et à la rapidité avec lesquelles s'accomplit la circulation. Pendant les palpitations, le murmure inorganique s'exagère au point de devenir presque *vibratile ;* tandis que, dans la dernière période de la vie, lorsque le cœur n'a plus assez d'énergie pour se contracter, ces bruits cessent d'être perceptibles.

Reste maintenant à trouver la cause immédiate de ce bruit de soufflet du cœur par cause inorganique : les expériences de M. Spittal, de Hope, de MM. Piorry, Bouillaud, etc., d'accord avec les lois de l'acoustique, établissent que lorsqu'on fait circuler un liquide dans un tube sans mélange d'air, il se produit un bruit qui varie en intensité suivant la rapidité avec laquelle le liquide est chassé dans le tube, d'où suit que le bruit est en raison directe de l'intensité du frottement. Ainsi la question se trouve ramenée aux termes suivants : dans le cas de bruit de soufflet par cause inorganique, y a-t-il augmentation de frottement dans le cœur et dans les artères? Nous répondons affirmativement. Quelles sont en effet les conditions dans lesquelles se produit le bruit de soufflet de cette espèce? n'est-ce pas lorsque la quantité de sang est diminuée, ou lorsque ce liquide a perdu de sa plasticité? Or, dans le premier cas, la colonne sanguine ayant perdu de son poids, n'est-elle pas jetée avec plus de rapidité contre les parois du cœur? De plus, l'état de flaccidité où se trouvent alors les artères ne favorise-t-il pas la production de vibrations dans les parois de ces vaisseaux? Est-ce que la diminution de viscosité des molécules sanguines, résultant de l'appauvrissement du sang, ne favorise pas encore le glissement de ces molécules les unes sur les autres, et par conséquent la collision de ces molécules entre elles, de manière à produire des vibrations? Ajoutons que l'état d'irritabilité dans lequel sont plongés les sujets qui présentent une altération considérable dans la qualité ou dans la quantité du sang donne aux contractions du cœur un caractère de brusquerie et de rapidité qui ajoute encore au frottement, et par suite aux vibrations des parois des vaisseaux. Nous pensons donc que le bruit de soufflet inorganique du cœur reconnaît pour causes : 1° l'appauvrissement du sang ; 2° l'état de flaccidité des artères qui naissent de cet organe ; 3° la rapidité avec laquelle circule la colonne sanguine. On peut encore ajouter comme circonstance adjuvante la position oblique, que présentent les grosses artères qui naissent du cœur par rapport à la colonne de sang qui sort de cet organe au moment de la systole ; circonstance qui donne lieu à des courants et à des contre-courants au niveau de ces orifices, et par suite à des vibrations sonores.

En résumé : les bruits du cœur peuvent être modifiés par des bruits anomaux par cause organique et par cause inorganique. Des *premiers*, les uns, comme les *murmures intra-cardiaques* et le *frémissement vibratoire*, se passent à l'intérieur du cœur ; les autres, comme le *bruit de frottement périphérique*, le *tintement métallique*, se forment à l'extérieur du cœur. Les *seconds*, au contraire, se passent tous à l'intérieur du cœur, présentent les caractères des murmures doux, et ne deviennent jamais frémissants.

Comment les distinguer les uns des autres ? aux caractères suivants :

1° Les *murmures par cause inorganique* sont toujours simples, tandis que les *murmures par cause organique* peuvent être doubles.

2° Les *murmures par cause inorganique* ont toujours leur maximum au niveau des orifices artériels ; les *murmures par cause organique* peuvent occuper tous les orifices.

3° Les *murmures par cause inorganique* ont toujours le caractère d'un doux bruit de soufflet ; jamais ils ne prennent ce caractère de rudesse que peuvent revêtir les *murmures par cause organique*.

4° Les *murmures par cause inorganique* se propagent souvent et en se renforçant sur le trajet des gros vaisseaux ; les *murmures par cause organique* ne se propagent que dans certaines circonstances et toujours en s'affaiblissant.

5° Les *murmures par cause inorganique* ne sont pas permanents : ils disparaissent sous l'influence du repos et du bon régime; les *murmures par cause organique* persistent indéfiniment.

CHAPITRE IV.

PHYSIOLOGIE NORMALE ET PATHOLOGIQUE DES BATTEMENTS ET DES BRUITS DES ARTÈRES.

1re SECTION.

Des battements artériels à l'état physiologique et pathologique.

Au moment où la colonne sanguine, chassée par la systole du cœur, pénètre dans les artères, elle y produit un soulèvement ou une impulsion mécanique, qui porte le nom de *pouls* ou de *diastole artérielle;* après quoi, l'artère revient manifestement sur elle-même (*systole artérielle*). Chaque diastole artérielle correspond exactement à la systole du cœur, abstraction faite du court espace de temps que met l'impulsion de la colonne du sang, chassée par le cœur, à se propager jusque dans l'artère qu'on explore. Chaque battement artériel s'accompagne d'une augmentation instantanée de longueur et de volume de l'artère; l'allongement des artères est prouvé par l'augmentation des courbures de ces vaisseaux au moment du passage de la colonne de sang; augmentation de courbure que l'on reconnaît facilement dans les artères superficielles, comme la brachiale, la temporale. Le plus simple raisonnement suffit pour faire admettre l'augmentation de volume des artères, au moment où une nouvelle quantité de sang vient chasser *à tergo* le sang renfermé déjà dans les vaisseaux artériels, et la structure élastique de ces vaisseaux vient encore à l'appui de cette opinion. Il suit de là que les battements artériels qui constituent le pouls, consistent : 1° dans une augmentation de courbure de ces vaisseaux, résultat de leur allongement ; 2° dans une augmentation de leur volume.

Les battements artériels sont placés immédiatement sous l'influence de l'action du cœur. A l'état normal, les battements du pouls sont un miroir fidèle du rhythme, de la fréquence, de la force, de la durée, etc., des systoles du cœur ; et même, lorsque les artères sont saines, on peut dire d'une manière générale que les intermittences, les irrégularités, les augmentations ou les diminutions de fréquence et de force des battements artériels représentent autant de conditions analogues dans les systoles du cœur. Il n'en est plus de même dans quelques circonstances et surtout lorsque les troncs artériels sont malades. Il est vrai que, alors, la localisation du phénomène, sa circonscription à une seule portion du tube artériel suffit pour faire éviter l'erreur.

En général, pendant que les contractions du cœur conservent leur force, le pouls représente fidèlement l'état des contractions du cœur et principalement du ventricule gauche ; mais lorsque l'organe est excessivement affaibli, le pouls finit par ne plus être perçu dans les artères éloignées du centre circulatoire. C'est alors qu'on pourrait croire à une lenteur extrême de la circulation, si, en appliquant la main sur la région précordiale, on ne sentait deux ou trois chocs systoliques de la pointe du cœur contre un battement de la radiale. C'est là un désaccord entre les battements du cœur et les battements artériels. Les altérations pathologiques qui troublent la réplétion des tubes sanguins produisent un autre désaccord entre les battements du cœur et les battements artériels : ainsi, lorsque le sang, soit par suite de rétrécissements considérables des orifices artériels, soit par suite d'obstacles aux orifices auriculo-ventriculaires, ne pénètre pas en quantité suffisante dans les cavités ventriculaires et artérielles, le cœur, quelque énergiques que soient ses contractions, ne transmet dans les artères qu'une très-faible quantité de sang qui soulève à peine le doigt. Le pouls est *faible*, et contraste par sa faiblesse avec l'énergie des systoles du cœur ; en même temps il est irrégulier par suite de l'irrégularité des contractions du cœur lui-même. C'est surtout dans les maladies de l'orifice auriculo-ventriculaire gauche et principalement dans l'insuffisance de la valvule mitrale, quelquefois encore dans le rétrécissement considérable de l'orifice aortique, que l'on observe cette faiblesse du pouls avec irrégularités. Dans la maladie qui porte le nom d'insuffisance des valvules aortiques, et dans laquelle la réplétion des artères est encore si fortement troublée, le pouls, sans perdre sa régularité, devient vite, court et *bondissant;* mais, à une période plus avancée de la maladie, les artères s'hypertrophient pour accélérer la circulation, les diastoles artérielles s'allongent, en sorte que l'artère ne s'affaisse plus après chaque diastole, qui se produit seulement comme une simple exagération de la diastole précédente. (Gendrin.)

Les altérations de qualité et de quantité du sang n'exercent pas moins d'influence sur l'état du pouls : ainsi chez les sujets anémiques, les battements artériels sont extrêmement faibles, et par là contrastent avec la brusquerie du choc de la pointe du cœur; chez les sujets en proie à quelque cachexie (la chlorose par exemple), la diastole artérielle est brusque, énergique, comme rebondissante, mais dépressible; chez les sujets pléthoriques, les battements artériels, ordinairement pleins et larges, peuvent présenter des caractères tout-à-fait opposés; et même les diastoles peuvent paraître faibles, par suite de la forte distension qu'a déjà éprouvée le vaisseau. C'est là une fausse faiblesse à laquelle il ne faut pas se laisser prendre : l'injection de la peau, l'énergie des contractions du cœur, tels sont les signes auxquels on connaîtra cette disposition. Si l'on saigne en ces circonstances, on verra le pouls se relever, les congestions se dissiper; tandis que si l'on persiste dans les moyens expectants, la pléthore augmentera sans cesse, et convertira les congestions en véritables inflammations.

Les maladies des tubes artériels, qui coïncident souvent avec les maladies du cœur, viennent jeter, au milieu des modifications produites par l'état du cœur et du sang, des modifications du pouls toutes spéciales : les maladies un peu considérables des artères ont pour résultat de leur faire perdre en grande partie leur élasticité; par suite le pouls est brusque et court sans augmentation de volume ou de diamètre de l'artère : à peine si l'on perçoit les pulsations, mais on y sent souvent une espèce de frémissement.

En résumé, les battements artériels peuvent être modifiés dans leur force et dans leur rhythme, non-seulement par des causes qui dépendent du cœur, mais encore par des causes qui dépendent des qualités du sang, ainsi que des canaux artériels que ce liquide parcourt. Comme il est très-rare que les maladies des tubes artériels soient générales, on distinguera à ce caractère les modifications des battements artériels qui dépendent d'altérations de ces tubes vasculaires.

2me SECTION.

Des bruits des artères à l'état normal et à l'état pathologique.

Lorsque, chez un sujet sain, on explore, avec l'oreille ou avec le stéthoscope, une artère d'un certain volume, on perçoit à chaque diastole artérielle une sensation de soulèvement avec un petit bruit, très-peu sonore, presque mat. Il n'est pas rare, dans certaines circonstances, d'entendre, après ce premier bruit sourd qui appartient à l'artère, un bruit plus clair, mais qui paraît lointain : c'est le second bruit du cœur, se propageant de proche en proche par les parois des artères et par la colonne sanguine qui les parcourt. Enfin, il arrive quelquefois que l'on perçoit, dans les artères rapprochées du tronc, comme la carotide et surtout la carotide gauche, des bruits anomaux, qui ne sont autre chose que la prolongation dans les artères de bruits anomaux qui se passent à l'orifice de l'aorte ; c'est ce qu'on reconnaîtra à ce que ces murmures augmentent d'intensité à mesure qu'on se rapproche du cœur, et à ce qu'ils sont toujours plus forts dans la carotide gauche que dans la droite ; ce qui est l'inverse pour les maladies des artères, ainsi que pour les murmures par cause inorganique.

Le bruit artériel, ou bruit diastolique des artères, est isochrone à la pulsation de ces vaisseaux, et il se répète à chaque passage de la colonne sanguine. Il varie en intensité et dans ses autres caractères, suivant une foule de conditions : en général, ce bruit est en rapport avec le diamètre du vaisseau dans lequel il est produit. Sourd dans les artères pleines de sang, il l'est moins et se rapproche du bruit de soufflc lorsque l'artère est un peu molle et flasque; il est plus intense chez les sujets maigres que chez les sujets gras, et il augmente considérablement d'intensité par la tension des parties; enfin plus la pression que l'on exerce avec l'oreille ou avec le stéthoscope est forte, et plus le bruit prend le caractère clair. Chez quelques sujets (mais non chez tous, comme le disent presque tous les auteurs) on peut ainsi produire artificiellement un bruit de soufflet.

Les idées que nous avons développées sur la cause des bruits anomaux du cœur par cause inorganique nous dispensent d'insister longuement sur le mode de production du bruit artériel normal : il est évident que c'est un phénomène du même ordre ; c'est tout simplement le résultat du frottement de la colonne sanguine contre les parois artérielles, auquel viennent s'ajouter les vibrations, produites par les courbures que présentent les vaisseaux sanguins et par les éperons qui sont situés à chaque division de ces vaisseaux ; le tout augmenté par la pression qu'exerce l'oreille ou le stéthoscope de l'observateur. Les bruits normaux des artères, comme ceux du cœur, peuvent être modifiés dans leur force, dans leur timbre, dans leur étendue, dans leur rhythme ; mais toutes ces modifications ont été si peu étudiées jusqu'à ce jour qu'il est impossible d'en tirer quelque chose de satisfaisant pour le diagnostic; les seules modifications que l'on connaisse assez bien consistent dans le remplacement de ce bruit normal par des murmures de nature diverse. Comme pour le cœur, nous diviserons les bruits anomaux des artères en *bruits anomaux par cause organique* et en *bruits anomaux par cause inorganique.*

A. *Bruits anomaux des artères par cause organique.* — 1° *Murmures des artères* (*bruit de souffle intermittent, bruit de frottement artériel*). Toutes les fois que le tube artériel a pris une grande consistance; que des plaques osseuses ou cartilagineuses en tapissent les parois ou en rétrécissent le diamètre ; qu'il existe sur les côtés du canal artériel une tumeur anévrismale qui communique avec l'intérieur du vaisseau ; ou bien que le vaisseau lui-même est considérablement dilaté ; toutes les fois enfin que le diamètre d'une artère est considérablement rétréci ou augmenté, on n'entend plus le bruit sourd et mat dont nous avons parlé : on perçoit, à chaque diastole artérielle, un véritable murmure, dont la nature et l'intensité varient suivant diverses circonstances. Le murmure de cause organique est toujours intermittent ; il coïncide constamment avec la systole ; mais, dans quelques cas rares d'anévrisme artériel, on trouve un bruit de souffle double, diastolique et systolique, séparés l'un de l'autre par un intervalle appréciable, et ayant tous deux leur maximum d'intensité au niveau de l'ouverture du sac anévrismal. Ce bruit est, comme tous les bruits anomaux, en raison directe de la profondeur du siége de l'artère, de la rapidité de la circulation, de l'état plus ou moins dense des parties qui séparent le tube artériel de l'oreille de l'observateur, et enfin de la pression que ce dernier exerce avec le stéthoscope. La nature de la cause n'imprime pas moins de variation à ce bruit anomal : si c'est un rétrécissement, le bruit anomal a un caractère plus aigu ; si au-dessus de ce rétrécissement le vaisseau se dilate, comme cela arrive souvent, l'intensité du murmure augmente encore ; si l'obstacle est cartilagineux ou osseux, le bruit est sec ; tandis qu'il est obscur et sourd si cet obstacle est mou et charnu. Sibilant dans quelques circonstances (par exemple dans le cas de rétrécissement extrême ou d'anévrisme à ouverture plus ou moins étroite), il devient ronflant et vibratoire lorsque les rugosités qui parsèment la surface du vaisseau sont mobiles et pédiculées. Le murmure de cause organique se perçoit mieux dans les artères d'un gros volume.

2° Le *frémissement vibratoire des artères par cause organique,* que nous nous trouvons naturellement amené à examiner, se présente dans les mêmes conditions que celles qui donnent lieu aux murmures artériels par cause organique ; il faut seulement que les conditions pathologiques de l'artère soient au point de donner lieu à des vibrations sonores, appréciables à la main et à l'oreille ; aussi, est-ce dans le cas d'anévrisme de l'aorte, d'induration considérable des tubes artériels avec rugosités à leur surface interne, dans le cas de dilatation sacciforme de quelques artères, comme l'aorte, l'artère pulmonaire, que l'on trouve un frémissement vibratoire très-prononcé. Le frémissement vibratoire des artères coïncide toujours avec la diastole artérielle ; les conditions qui en favorisent la propagation sont les mêmes que pour les murmures artériels. Ce phénomène est en général très-limité; le murmure plus ou moins rude qui l'accompagne se propage seul à une plus ou moins grande distance.

B. *Bruits anomaux des artères par cause inorganique.* — 1° *Murmures artériels.* Lorsque, chez certains sujets, on place l'oreille ou le stéthoscope sur de grosses artères, comme la carotide, la sous-clavière, on perçoit un bruit anomal qui présente diverses variétés : tantôt c'est un bruit de soufflet un peu clair, assez semblable à celui que l'on produit avec l'instrument qui porte ce nom, d'une intensité en rapport avec le vaisseau dans lequel il se passe et avec la rapidité des contractions du cœur, et qui coïncide parfaitement avec la diastole artérielle (*bruit de soufflet intermittent*) ; tantôt le bruit de soufflet est double, et des deux bruits qui le constituent en se succédant presque sans intervalle appréciable, le premier, qui coïncide avec la diastole artérielle, est beaucoup plus fort que le second (*bruit de soufflet à double courant*) ; tantôt c'est un murmure continu, analogue à celui de la mer, ou analogue à celui qu'on entend lorsqu'on approche l'oreille d'un gros coquillage univalve ; et ce murmure continu peut être circonscrit par le calibre de l'artère, ou bien présenter le caractère diffus (*murmure continu* de Laennec) ; tantôt ce murmure continu présente un degré plus élevé : il se transforme en une sorte de bourdonnement plus ou moins musical, analogue à celui que produit la toupie, ou ce jouet d'enfants auquel on a donné le nom de *diable* (*bruit de diable* de M. Bouillaud) ; ce bourdonnement se renfle toujours graduellement à son milieu d'une manière isochrone avec la diastole artérielle ; tantôt enfin ce murmure, s'élevant encore d'un degré, va jusqu'à produire de véritables chants artériels, en ce sens que l'on entend, au milieu du murmure continu, plusieurs notes, séparées par des intervalles diatoniques facilement appréciables. Ces bruits musicaux peuvent être assez exactement comparés au son que produit une corde métallique qui vient d'être pincée, ou au bruit que produit le vol du cousin, de la mouche, et au bruit que fait une bouilloire au commencement de l'ébullition, etc.

Tous ces bruits ne sont en quelque sorte que les divers degrés d'un seul et même phénomène, le murmure intermittent qui se transforme presque insensiblement en murmure continu. Du murmure continu plus ou moins obscur au murmure continu bourdonnant et musical, il n'y a qu'un pas : il suffit de quelques légères modifications dans la rapidité du courant sanguin, dans la manière de presser sur le vaisseau pour amener ces transformations successives. C'est ordinairement sur les parties latérales du cou, dans les carotides et dans les sous-clavières, et surtout à droite, que ces murmures artériels sont à leur maximum ; il ne paraît pas que la présence du larynx ou que les actes respiratoires du sujet aient, sur la production de ce phénomène, toute l'influence que quelques observateurs leur ont attribuée. Au surplus, on peut déterminer des murmures de cette espèce dans des artères autres que la carotide et la sous-clavière (dans les artères de l'abdomen, dans les crurales, les brachiales, etc.).

2° *Le frémissement vibratoire des artères*, qui est un phénomène du même ordre que le précédent, coïncide souvent avec les murmures artériels de cause inorganique, et surtout avec le bruit de soufflet musical ; le frémissement vibratoire qu'on perçoit dans ces circonstances est un peu plus diffus que le frémissement artériel par cause organique ; quelquefois il est borné à un certain nombre d'artères (les artères du cou par exemple) ; d'autres fois il occupe toutes les artères du corps.

Tout le monde aujourd'hui s'accorde à reconnaître que les murmures et le frémissement vibratoire des artères par cause inorganique ne se rencontrent que chez des sujets dont le sang présente des altérations, soit dans ses quantités, soit dans ses qualités (insuffisance des valvules de l'aorte, anémie, cachexie cancéreuse, scorbutique, etc.), et encore dans certains états pathologiques qui s'accompagnent de concentration du fluide sanguin (les accès de fièvres intermittentes) ; telles sont les conditions dans lesquelles on les trouve ; recherchons maintenant de quelle manière ils s'accomplissent.

En parlant des murmures du cœur par cause inorganique, nous avons déjà montré que les altérations de qualité ou de quantité du sang augmentent le frottement qui a lieu contre les parois. Dans les artères, les conditions sont encore plus favorables : c'est ainsi que, dans l'anémie et l'insuffisance des valvules de l'aorte, les vaisseaux vides de sang reviennent sur eux-mêmes ; et, indépendamment de leur flaccidité, il y a formation de plis à la surface interne du vaisseau ; de là, augmentation de frottement. Ajoutons que, sous l'influence des pertes de sang, la circulation s'accélère constamment de quinze à vingt pulsations par minute, et qu'en outre il y a dans les artères, au niveau de toutes les branches qui naissent du vaisseau, un éperon qui fait saillie dans la cavité artérielle, brise le courant sanguin, et détermine des vibrations sonores. Dans certaines cachexies, où le sang pèche plutôt par sa qualité que par sa quantité, les molécules de ce liquide, plus légères, moins visqueuses, et par conséquent plus faciles à mouvoir, passent plus rapidement sur la membrane interne des artères. A cette cause viennent encore se joindre l'état de flaccidité des artères, la rapidité des contractions du cœur, etc. De cette manière s'expliquent très-naturellement les murmures intermittents des artères et leur frémissement vibratoire, qui n'est que l'augmentation de ces derniers ; mais il n'en est pas tout-à-fait de même des murmures à double courant.

Nous avons placé le siége du murmure continu dans les artères, mais les travaux de M. Ward de Birmingham, ceux de Hope sont venus jeter des doutes sur le siége de ces murmures.

Si l'on réfléchit que les murmures continus persistent pendant la systole des artères et presque avec la même intensité, c'est-à-dire dans un moment où la colonne sanguine n'obéit plus qu'à cette faible élasticité du tissu artériel ; que ces murmures, lorsqu'on augmente la pression du stéthoscope, donnent à l'oreille une sensation de mugissement, de grondement ; qu'ils sont d'ordinaire diffus et non circonscrits par le calibre de l'artère ; que ces murmures continus se renforcent constamment à chaque diastole artérielle; qu'ils semblent à l'oreille comme deux courants qui marchent en sens contraire; qu'il suffit, dans quelques circonstances, de presser légèrement au-dessus du stéthoscope pour faire cesser le murmure continu, et pour ne plus entendre que le bruit de diastole artérielle, on arrivera à conclure, avec Hope, non pas que tous les bruits de soufflet se passent dans les veines, ainsi que MM. Barth et Roger l'ont fait dire à cet auteur; mais bien que dans le murmure continu il y a deux choses: l'élément veineux, si l'on peut s'exprimer ainsi, qui constitue le fond du bruit anomal, et qui lui-même est continu comme la circulation veineuse; et l'élément artériel, qui renforce le bruit continu à chaque diastole artérielle. Dans un travail que nous publierons incessamment, nous rapporterons quelques faits curieux et quelques expériences qui nous paraissent militer en faveur de cette opinion; quant à présent, nous nous bornons à présenter la difficulté.

En résumé, les bruits artériels peuvent être modifiés par des bruits anomaux de cause organique et de cause inorganique; voici leurs caractères distinctifs :

1° Les *murmures artériels par cause inorganique* peuvent être doubles; les *murmures artériels par cause organique* sont presque toujours simples, et ne revêtent jamais le caractère continu.

2° Les *murmures artériels par cause inorganique* se perçoivent à leur maximum dans certaines artères (les carotides, les sous-clavières, par exemple); les *murmures artériels par cause organique* n'ont pas de siége arrêté.

3° Les *murmures artériels par cause inorganique* conservent toujours un caractère doux : jamais ils ne sont rudes comme peuvent l'être les *murmures par cause organique.*

4° Les *murmures artériels par cause inorganique* ne sont pas permanents : ils augmentent pendant les palpitations, disparaissent par le repos et sous l'influence d'une nourriture animalisée; les *murmures artériels par cause organique* sont permanents comme la cause qui les produit.

Quant au *frémissement vibratoire par cause inorganique*, on le distinguera de celui *par cause organique :* 1° aux caractères du murmure qui l'accompagne; 2° à sa moindre intensité; 3° à son caractère diffus, à sa propagation dans une très-grande étendue du système artériel; enfin, 4° à son défaut de permanence.

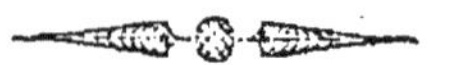

DEUXIÈME PARTIE.

PATHOLOGIE DU COEUR.

PROLÉGOMÈNES.

Considérations générales sur les symptômes des maladies du cœur; procédés à suivre dans l'exploration de ces maladies; classification.

Si nous nous conformions à un ancien usage, nous placerions ici des considérations générales sur les causes, les symptômes, les complications, le traitement des maladies du cœur; mais en réfléchissant sur le peu de lumières que l'on possède sur plusieurs de ces points, on demeure convaincu qu'il deviendrait impossible, dans l'état actuel de la science, de donner des vues véritablement générales, à moins de s'exposer à tomber dans l'un des écueils signalés par Bichat, ou de trop généraliser ou de trop particulariser. Contentons-nous donc de jeter maintenant un coup d'œil rapide sur les principaux symptômes des maladies du cœur.

Cette courte revue nous permettra de donner quelques détails sur une foule de symptômes qui surviennent tôt ou tard dans les maladies du cœur, et principalement sur les symptômes qui dépendent de la gêne de la circulation. C'est ainsi que nous éviterons les redites, auxquelles nous ne pourrions échapper en traçant la pathologie spéciale du cœur. Il nous suffira alors de citer un symptôme pour que le lecteur sache à quoi s'en tenir sur sa nature, son mode de production, etc. Nous essaierons ensuite de montrer l'enchaînement des symptômes; en d'autres termes, nous déterminerons les modifications qui s'opèrent, dans les maladies du cœur, à leurs diverses périodes.

Comme toutes les maladies des organes importants, les maladies du cœur présentent des symptômes locaux et des symptômes généraux : les symptômes locaux se composent de tous les signes fournis par l'inspection, la palpation, la mensuration, comme les *palpitations*, la *voussure*, etc. ; ou par l'auscultation et la percussion, comme les *bruits anomaux du cœur et des artères*, et *la matité*. Nous avons donné une place assez large à la plupart de ces signes dans les chapitres précédents pour n'avoir pas à en parler ici. La matité de la région précordiale et les modifications qu'elle présente méritent seules de nous arrêter quelques instants. Tout le monde sait que lorsqu'on percute des corps solides, comme le cœur, on obtient un son obscur, tandis qu'on obtient un son clair lorsqu'on percute des corps qui contiennent de l'air, comme les poumons et l'estomac. A l'état normal, la percussion de la région précordiale fait reconnaître, en dedans d'une ligne qui, partant de l'articulation synchondro-sternale de la deuxième côte, vient aboutir à l'hypocondre gauche à 5 ou 6 centimètres du milieu de l'appendice xyphoïde, un son obscur, limité en dehors par la ligne précédente, en dedans par le bord gauche du sternum, supérieurement par l'articulation synchondro-sternale de la deuxième côte, et inférieurement par la pointe et le bord inférieur du cœur. Chez un adulte de taille moyenne et dont le cœur est bien proportionné, cette matité ou ce son obscur a d'un pouce et demi à deux pouces de diamètre. Les modifications qu'éprouve la matité dans la région précordiale par les maladies du cœur sont de la plus haute importance pour le diagnostic. La matité peut être augmentée ou diminuée : 1° les augmentations d'étendue de la matité de la région précordiale peuvent dépendre d'un agrandissement du volume du cœur, comme dans l'hypertrophie ou la dilatation, la surcharge graisseuse, la congestion de cet organe, ou bien d'une accumulation considérable de liquide, de fausses membranes dans la cavité séreuse du péricarde. Dans le premier cas, elle s'étend surtout inférieurement; la pointe du cœur est déplacée fortement en bas et en dehors; dans le second cas, la matité est beaucoup plus complète: elle occupe toute la région du cœur jusqu'à la deuxième côte; et lorsqu'on peut reconnaître le siége de la pointe du cœur, on ne la trouve pas déplacée. La matité de la région précordiale peut être augmentée par des causes indépendantes du cœur lui-même; ainsi, elle peut être augmentée supérieurement par des tumeurs du médiastin, par des anévrismes de l'aorte ou de l'artère pulmonaire, ou lorsque le bord antérieur du poumon gauche est induré par l'inflammation, par des tubercules, etc. 2° La diminution de la matité de la région précordiale peut dépendre d'une diminution du volume du cœur, de son atrophie; mais le plus souvent elle résulte de l'emphysème du bord antérieur du poumon gauche: ce que l'on reconnaît d'ailleurs à la sonoréité tympanique de la région précordiale, à la faiblesse des chocs et des bruits du cœur, et surtout à ce que l'on perçoit en ce point le murmure vésiculaire.

Symptômes généraux. Les maladies du cœur exercent une influence très-marquée sur toute l'économie, et ce n'est pas dans un cercle étroit et circonscrit que se produisent ces réactions morbides : combien, au contraire, sont nombreuses les sympathies que l'organe central de la circulation fait naître dans le reste de l'organisme! C'est même à cause de leur multiplicité et de la difficulté que nous aurions à les rapporter à une cause parfaitement déterminée, que nous nous sommes décidé à étudier les principaux symptômes généraux dans un ordre purement analytique :

1° *Congestions.* Le trouble de la circulation s'annonce vers la peau, surtout vers celle de la face, tantôt par une coloration violette et livide, générale ou locale; tantôt par une pâleur livide, qui a un caractère effrayant. Il n'est pas rare de voir la face cyanosée dans toute son étendue; mais il l'est beaucoup plus de voir tout le corps présenter cette teinte, excepté dans certaines maladies congéniales du cœur. L'engorgement du système veineux n'est rien moins qu'un phénomène extraordinaire dans les maladies du cœur; mais en quelques circonstances, on observe dans certaines veines rapprochées du cœur (comme la jugulaire interne et externe) de véritables battements plus ou moins réguliers. Comme ce phénomène constitue un signe très-précieux des maladies du cœur, il importe de distinguer le gonflement des veines par congestion des battements veineux ou du gonflement par récurrence de ces vaisseaux ; c'est pour établir cette distinction que M. Gendrin a proposé un procédé très-ingénieux, et qui consiste à exercer une compression à la partie de la veine jugulaire la plus éloignée du cœur : si, dans ce cas, le vaisseau reste vide et affaissé, le gonflement des veines ne dépend pas du refoulement du sang du cœur dans les veines, mais d'une déplétion insuffisante de ces vaisseaux ; si, au contraire, après avoir refoulé le sang de bas en haut dans la veine jugulaire externe et posé un doigt à la partie la plus inférieure de cette veine, on voit le sang remonter de bas en haut dans la veine et y produire des battements, on peut affirmer que le gonflement des veines dépend du reflux du sang qui distend le cœur. Les gonflements des veines avec battements n'appartiennent donc jamais à la congestion, mais bien à la récurrence. Ces battements, appréciables seulement à la vue, se perçoivent surtout dans les veines superficielles du cou ; on les perçoit quelquefois dans la jugulaire interne. Ils peuvent être simples ou doubles : *simples*, ils sont toujours isochrones à la systole des ventricules ; *doubles*, ils se composent d'un frémissement ondulatoire qui précède la systole et d'un véritable battement isochrone avec la systole des ventricules. Les battements simples des veines (*systoliques*) peuvent dépendre, soit d'une insuffisance de la valvule triglochine, soit d'une dilatation considérable avec hypertrophie du ventricule droit : dans ce dernier cas la récurrence est due au recul de la colonne sanguine, placée entre les segments de la valvule triglochine, amincie et mal soutenue, recul transmis au sang de l'oreillette et des veines supérieures (Hope). Les battements doubles dépendent, le premier, de l'hypertrophie de l'oreillette droite ; le second, de l'insuffisance de la valvule triglochine, ou de la dilatation avec hypertrophie du ventricule droit. Ces battements doubles sont à leur maximum dans le cas de rétrécissement avec insuffisance de l'orifice auriculo-ventriculaire droit.

Vers les membranes muqueuses, la congestion n'est pas moins prononcée : c'est ainsi qu'on voit survenir la congestion du tube intestinal, caractérisée par une rougeur ponctuée ou par plaques de la muqueuse de l'estomac et de l'intestin. Cette congestion, qui est toujours grave, s'annonce par de l'anorexie, des éructations, des douleurs pénibles, continues dans le ventre, et plus tard par une diarrhée séreuse quelquefois très-abondante, le plus souvent accompagnée de bourrelets hémorrhoïdaux très-prononcés.

L'appareil vasculaire fonctionnel du poumon (qui est si immédiatement lié à l'action du cœur) est en quelque sorte le premier à souffrir de l'altération de cet organe : aussi, est-ce vers le poumon que l'on voit apparaître les premiers phénomènes généraux, dépendant des troubles de la circulation veineuse : le premier de ces phénomènes, c'est l'œdème des poumons, qui s'annonce par une toux sèche, une dyspnée considérable, une diminution évidente de sonoréité à la base du poumon en arrière, et la présence dans ce point d'un râle crépitant, humide, à bulles séparées ; et anatomiquement par l'augmentation de consistance du parenchyme pulmonaire, qui est comme pâteux, par sa couleur pâle et grisâtre, et par son infiltration générale due à une sérosité jaunâtre, spumeuse. Il n'est pas rare de trouver, à une période plus avancée des maladies du cœur, le poumon tuméfié, ayant augmenté de densité dans certains points, et infiltré d'une sérosité jaune-rougeâtre qui ne s'écoule que difficilement. Ce sont ces cas d'œdème que l'on peut confondre très-facilement avec la pneumonie ; car, indépendamment d'une matité considérable, on trouve ou bien un râle crépitant humide, à bulles très-fines, ou bien un véritable souffle tubaire. Il est vrai que l'absence des crachats rouillés, de la fièvre symptômatique, et de la douleur vers le thorax, empêchent de confondre ces deux maladies ; mais ces cas n'en sont pas moins embarrassants. L'œdème pulmonaire peut se manifester et disparaître plusieurs fois ; il alterne souvent avec un phénomène que nous étudierons bientôt sous le nom de diurèse colliquative, et il est à son maximum dans les maladies cardiaques où la circulation pulmonaire se trouve le plus fortement gênée, entre autres dans le cas d'insuffisance des valvules mitrale et triglochine. Constamment l'œdème pulmonaire précède les hydropisies qui se développent dans les cavités séreuses.

L'œdème pulmonaire précède aussi cet état d'engouement sanguin du tissu pulmonaire, dans lequel cet organe a pris une couleur rouge-brun, a perdu son élasticité, et fournit, à la coupe, une quantité considérable de sang d'un brun-violâtre. Cet état congestionnel du poumon, qui est voisin de l'hémorrhagie, est caractérisé par une dyspnée extrême avec demi-matité plus ou moins absolue, et par du râle crépitant humide, comme dans l'œdème.

Le foie, qui est l'aboutissant de tout le système veineux de la veine porte, et qui se dégorge par de larges ouvertures dans la veine cave inférieure, souffre plus que tout autre organe des obstacles qui s'opposent au retour du sang veineux. Cette congestion de l'organe hépatique s'annonce par une tuméfaction considérable : d'une part, il dépasse inférieurement le rebord des fausses côtes à droite, et il descend en avant jusqu'au niveau de l'ombilic ; il forme une tumeur rénitente et le plus souvent indolente à la pression, qui conserve tout-à-fait la forme du foie. D'autre part, l'organe remonte supérieurement par sa face convexe, ce que l'on constate facilement par l'auscultation et la percussion. Le gonflement du foie ajoute souvent à la dyspnée, et il annonce presque toujours une ascite imminente, surtout quand les extrémités inférieures s'œdématient et que le ventre se météorise. Jamais il ne se complique d'ictère, à moins que le foie ne devienne le siége d'une phlegmasie ; dans les cas graves, il s'accompagne de météorisme, de vomissements, de diarrhée, de gonflements des veines hémorrhoïdales, avec ou sans hémorrhagie. Les congestions du foie reconnaissent évidemment pour cause les maladies dans lesquelles le retour du sang veineux est le plus gêné : aussi se montrent-elles le plus souvent dans les maladies des orifices auriculo-ventriculaires, et surtout du gauche. Au surplus, cette congestion se produit d'autant plus rapidement que l'obstacle est situé plus près de la circulation veineuse : s'il est dans le ventricule droit, la congestion arrivera bien plus tôt que s'il était dans le ventricule gauche. Ces phénomènes congestionnels du foie s'accompagnent le plus souvent de la congestion du poumon, puisque c'est par l'intermédiaire de cet organe que la circulation veineuse se trouve arrêtée. Nous avons déjà parlé des congestions qui s'opèrent dans les intestins et qui succèdent à la congestion du foie. Il est facile de comprendre que cette congestion doit aussi s'opérer dans la rate, et enfin de proche en proche, non-seulement dans tous les organes qui contribuent à former les branches de la veine porte, mais encore dans tous les organes qui versent leur sang dans la veine cave inférieure, comme les reins. La congestion de ces derniers organes s'annonce le plus souvent par un phénomène particulier, signalé pour la première fois par M. Gendrin, et qui consiste dans l'excrétion habituelle d'une quantité d'urine supérieure à celle des boissons ingérées. C'est ordinairement pendant la nuit que cette excrétion est surtout abondante; les urines sont blanches, aqueuses, et presque toujours sans sédiment : elles ne contiennent pas d'albumine; leur quantité varie suivant la période de la maladie : elles augmentent avec les progrès de celle-ci. La *diurèse colliquative* n'est pas toujours continue : lorsqu'elle existe, la dyspnée est ordinairement diminuée; la diurèse précède presque toujours l'anasarque et presque toujours reconnaît pour cause les obstacles qui ont leur siége aux orifices et surtout aux orifices auriculo-ventriculaires. Cependant on l'observe assez souvent dans quelques cachexies, dans la chlorose par exemple.

Le cerveau n'est pas à l'abri des congestions qui s'opèrent dans les autres organes : de tout temps on a signalé la coïncidence qui existe entre les phénomènes cérébraux et les maladies de l'organe central de la circulation; la congestion qui s'opère dans ces circonstances s'annonce par les symptômes suivants : céphalalgie obtuse et continue, pesanteur de tête, propension au sommeil, injection des capillaires de la face et des conjonctives; plus tard, un état comateux, et même les symptômes d'une paralysie plus ou moins étendue.

2° *Hémorrhagies.* Des congestions aux hémorrhagies il n'y a qu'un pas. C'est ainsi qu'on voit souvent des malades qui, après avoir présenté pendant longtemps des symptômes indiquant une congestion au cerveau, sont pris subitement de tous les symptômes qui annoncent une hémorrhagie cérébrale, perte subite de connaissance, paralysie circonscrite, etc. Ces hémorrhagies cérébrales, et la congestion sanguine encéphalique qui les précède, ont été, en général, considérées comme l'effet immédiat de l'excès d'impulsion imprimé à la colonne du sang artériel par le ventricule gauche du cœur hypertrophié. Nous aurons à examiner à l'article *Hypertrophie* si cette opinion est parfaitement fondée.

Ce n'est pas seulement vers le cerveau, mais bien plus souvent vers le poumon, qu'on observe des hémorrhagies : il suffit de réfléchir à la situation qu'occupe le poumon pour s'en rendre raison : cet organe, placé entre le cœur droit et le cœur gauche, reçoit continuellement, par l'artère pulmonaire, le sang qu'il doit transmettre dans l'oreillette gauche, par l'intermédiaire des veines pulmonaires; mais s'il existe un obstacle matériel à l'un des orifices du ventricule gauche, et surtout à l'orifice auriculo-ventriculaire gauche, le sang, qui stagne d'abord dans l'oreillette gauche, s'accumule de proche en proche dans les veines pulmonaires qui se distendent, puis dans les vaisseaux si délicats du poumon; ceux-ci, ou bien laissent transsuder le sang à leur surface (*hémorrhagie par exhalation*), ou bien se déchirent pour donner passage à ce liquide (*apoplexie pulmonaire*). De ces deux formes d'hémorrhagie, la plus commune est certainement l'apoplexie pulmonaire (*pneumo-hémorrhagie*). Cette affection, caractérisée anatomiquement par l'infiltration sanguine d'un plus ou moins grand nombre de lobules, et par leur conversion en un tissu noirâtre homogène, est constamment annoncée par une dyspnée intense, une douleur de côté plus ou moins obtuse, par des palpitations, par l'expectoration plus ou moins grande d'un sang brun et même noir, par de la matité à la percussion, et par du râle crépitant, humide, plus ou moins mêlé de souffle tubaire. En général, les pneumo-hémorrhagies ne surviennent que dans les premières périodes de la maladie du cœur, lorsque l'organisme n'est pas profondément détérioré, c'est-à-dire chez des sujets qui n'ont pas eu d'œdème, et qui présentent encore toutes les apparences d'une bonne santé; plus tard, lorsque la contractilité du cœur est affaiblie, lorsque les vaisseaux pulmonaires se sont peu à peu habitués à la congestion sanguine, ces hémorrhagies deviennent rares.

Les hémorrhagies du foie et les hémorrhagies gastro-intestinales ne surviennent ordinairement qu'à une période avancée des maladies du cœur. Ces dernières, lorsqu'elles sont très-abondantes, amènent parfois un notable soulagement pour un certain temps; enfin, dans les derniers périodes des maladies du cœur, on observe quelquefois des suffusions sanguines dans le tissu des paupières par exemple, et dans le tissu cellulaire sous-cutané des membres. Ces congestions sanguines peuvent se multiplier d'une manière effrayante, et on peut en trouver jusque dans le cœur même. (Gendrin.)

3° *Infiltration séreuse.* Les infiltrations séreuses se montrent tôt ou tard dans presque toutes les maladies graves du cœur; elles se font d'abord dans le tissu cellulaire (*œdème, anasarque*), et plus tard dans les cavités séreuses (*hydropisie*); elles commencent toujours par des parties du corps circonscrites, surtout par les extrémités inférieures; d'abord l'œdème ne survient qu'à la fin de la journée et disparaît par le décubitus; il n'apporte aucun changement de couleur à la peau, et d'autre douleur qu'un sentiment de gêne; il conserve longtemps l'impression du doigt; plus tard, à mesure qu'il fait des progrès et que l'infiltration marche vers le tronc, il ne disparaît plus complètement par le décubitus prolongé. L'œdème occupe ensuite le tissu cellulaire des parois des cavités thoracique et abdominale : il peut même devenir général. Lorsqu'il occupe les membres supérieurs, c'est surtout le membre supérieur droit qui en est le plus affecté; nous en avons longtemps cherché la raison. Ne serait-elle pas due à l'habitude qu'ont les malades de se coucher sur le côté droit, et par conséquent de rendre cette partie-là plus déclive? A cette anasarque générale se joignent le plus souvent une dyspnée considérable, provenant de l'œdème pulmonaire qui s'y ajoute constamment, ainsi que de l'infiltration des parois thoraciques, qui concourt à gêner considérablement les mouvements des muscles. L'anasarque s'accompagne toujours d'une détérioration considérable des fonctions; les organes, qui ne reçoivent plus qu'un sang très-pauvre, tombent dans l'inertie; les muscles s'atrophient; la peau et toutes les muqueuses se dessèchent; la sécrétion rénale diminue, etc.; aussi, lorsqu'on réussit à faire disparaître l'anasarque, trouve-t-on toujours les forces du malade tellement détériorées et les accidents généraux si aggravés, que l'on a peu d'espoir de rétablir l'organisme. Ce n'est qu'à un degré assez élevé de l'anasarque que surviennent les infiltrations dans les cavités séreuses : elles s'accomplissent d'abord dans la cavité péritonéale, puis dans la cavité pleurale et dans la cavité péricardiaque et quelquefois dans la cavité séreuse de l'arachnoïde. Ces épanchements séreux ajoutent à la gravité des accidents primitifs : l'ascite rend la respiration plus pénible, augmente la gêne de la circulation des vaisseaux abdominaux, amène des vomissements et de la constipation; l'hydro-thorax diminue l'étendue des surfaces pulmonaires, rétrécit le champ de l'hématose, aggrave considérablement la dyspnée; l'hydro-péricarde augmente beaucoup la gêne des mouvements du cœur; et l'épanchement séreux de l'arachnoïde qui plonge le malade dans un coma profond, vient souvent mettre un terme à des souffrances déchirantes.

4° *Gangrène des extrémités.* La gangrène des extrémités se montre quelquefois chez les sujets avancés en âge, comme épiphénomène des maladies du cœur. Elle n'arrive qu'à une époque très-avancée de la maladie, lorsque l'organisme est tout-à-fait détérioré, c'est-à-dire lorsque l'anasarque se reproduit incessamment, et lorsque le malade est très-amaigri et décoloré : c'est le plus souvent après des scarifications sur les membres inférieurs; toujours est-il que la présence de l'œdème en est une des causes principales. Le sphacèle commence ordinairement par la peau des orteils ou des doigts, qui se couvrent de taches livides, ou par les lèvres des scarifications, qui deviennent noirâtres; en même temps, le membre est le siége de douleurs vives avec sentiment de froid; les taches augmentent d'étendue; des phlyctènes se forment, et la sensibilité est éteinte dans les points où l'épiderme est soulevé. Ces taches remontent vers le tronc en se multipliant, et au-dessous d'elles la peau est toujours mortifiée. A mesure que la maladie s'étend supérieurement, les battements de l'artère du membre affecté cessent de se percevoir, et le tube artériel se convertit en un cordon rempli par du sang coagulé; les veines du membre s'affaissent, et ne se reconnaissent plus qu'à des lignes noirâtres qui en sillonnent la surface; en même temps, les battements du cœur s'affaiblissent : il survient de l'adynamie, un délire fugace, des escarres au sacrum et aux grands trochanters; enfin le malade meurt dans l'état comateux, sept ou huit jours après l'invasion du sphacèle; telle est la gangrène qui est la suite des maladies du cœur. La gangrène des extrémités peut aussi reconnaître pour cause les maladies des tubes artériels : c'est cette espèce de gangrène que les chirurgiens ont décrite le plus souvent sous le nom de *gangrène sénile;* mais ce n'est pas le lieu d'en parler.

5° *Dyspnée.* Les congestions sanguines et séreuses qui s'accomplissent presque toujours dans les poumons, le trouble de l'hématose, qui en est la conséquence, ont pour résultat constant d'amener une certaine gêne dans les fonctions respiratoires. Les malades ne s'aperçoivent pas d'abord de leur dyspnée; puis, ils reconnaissent qu'ils sont essoufflés lorsqu'ils ont fait de l'exercice. Il n'est pas rare de trouver, dans les classes ouvrières et parmi les enfants, des individus qui présentent les signes physiques de maladies très-graves du cœur, et qui disent n'avoir jamais ressenti de dyspnée. La raison en est que ces individus font peu d'attention à leurs sensations, et que, comme la dyspnée est survenue graduellement, ils s'y sont accoutumés, et n'ont pas pensé qu'ils n'étaient pas dans leur état normal.

La dyspnée augmente sans cesse et met souvent les malades dans la nécessité de garder le repos le plus absolu. Cette dyspnée ne se fait pas toujours également sentir : dans le repos, les malades n'en souffrent que peu ou point; mais les écarts de régime, les émotions morales, les travaux corporels en augmentent l'intensité. Elle ne reconnaît pas toujours les mêmes causes : tantôt elle est due à la congestion sanguine ou séreuse de la muqueuse bronchique; tantôt à une bronchite chronique, ou à un emphysème pulmonaire très-prononcé. Mais la cause déterminante de cette dyspnée se trouve toujours dans l'insuffisance de l'oxigénation du sang, soit parce que l'air ne pénètre qu'en très-petite quantité dans les vésicules aériennes ou dans les tuyaux bronchiques; soit que l'état de perméabilité de la membrane muqueuse s'oppose à ce que le sang soit suffisamment exposé à l'action de l'air ; soit, enfin, que le sang ne pénètre pas en quantité suffisante dans les vaisseaux pulmonaires.

La dyspnée est ordinairement un des premiers signes des maladies du cœur : tantôt elle est habituelle, et tantôt elle revient par accès. Le plus souvent habituelle, elle présente des exacerbations. C'est là ce qui constitue une des grandes variétés de l'asthme que l'on pourrait appeler *asthme cardiaque.*

L'*asthme cardiaque* présente des caractères variés : tantôt il est *humide*, par exemple lorsque les poumons sont dans un état permanent d'engorgement, ainsi que cela arrive dans le cas de rétrécissement de l'orifice auriculo-ventriculaire gauche ; il est *sec* lorsque l'engorgement du poumon n'est que temporaire, comme cela arrive dans l'hypertrophie simple ; enfin il peut être *convulsif.*

Tantôt les accès d'asthme surviennent subitement ; tantôt (dans les cas graves, par exemple) ils sont annoncés par quelques troubles précurseurs, comme un sentiment de pesanteur à la région épigastrique, le ballonnement du ventre, de la douleur, de la pesanteur, de la constriction à la région frontale, avec quelques battements et une sensation indéfinissable d'oppression et d'anxiété à la région précordiale. D'autres fois, le malade est inquiet, irritable, morose, il peut être encore indifférent ou assoupi. Quoi qu'il en soit, l'accès débute de la manière suivante : le malade, s'il est couché, se réveille en sursaut avec de violentes palpitations, avec une sensation déchirante d'anxiété à la région précordiale, et une constriction considérable de la poitrine comme si elle était fortement serrée dans un étau ; il se met sur son séant et demande instamment de l'air ; la respiration est bruyante et s'accompagne de violents efforts de tous les muscles respirateurs ; les inspirations sont grandes, les expirations courtes et imparfaites ; tout le tégument externe est sensible au froid ; la face est pâle ou livide ; le pouls fréquent, petit, faible, souvent irrégulier et intermittent ; à mesure que l'accès perd de son intensité, l'anxiété et la constriction de la poitrine diminuent ; la respiration devient moins fréquente, moins haute, moins laborieuse ; le pouls plus lent, plus plein, plus régulier ; le malade conserve seulement un peu de constriction dans la poitrine, et une respiration un peu bruyante; enfin l'accès se termine ou par une expectoration très-abondante d'un liquide visqueux, transparent; ou bien par une diaphorèse considérable; quelquefois même par une copieuse évacuation d'urines pâles et claires. Tant que ces évacuations, qui constituent la crise de l'accès d'asthme cardiaque, et qui annoncent le dégorgement du système pulmonaire, n'ont pas eu lieu, on doit craindre que l'accès ne tarde pas à se reproduire. En général, les accès d'asthme sont d'autant plus prononcés que l'obstacle à la circulation est plus considérable, et que la congestion pulmonaire est elle-même plus prolongée. Aussi, dans le cas de maladie des valvules et de dilatation considérable, voit-on souvent ces accès se prolonger pendant cinq ou six heures. A mesure que la maladie organique du cœur fait des progrès, les accès d'asthme, qui ne revenaient d'abord qu'à des intervalles très-éloignés, se rapprochent; la respiration, toujours courte, devient précipitée et laborieuse au moindre exercice, à la moindre émotion morale; enfin, dans les derniers périodes de ces maladies, l'asthme cardiaque est persistant. Dans l'impossibilité de demeurer couchés, les malades restent, pendant des semaines, des mois entiers, dans une position presque verticale et soutenus par des oreillers, ou assis dans leur lit, le tronc penché en avant, les coudes appuyés sur leurs genoux, leurs yeux largement ouverts et égarés, leurs sourcils relevés, leurs narines dilatées; leur aspect est sombre et hagard, et leur tête se renverse en arrière à chaque inspiration; ils promènent rapidement autour d'eux un regard mêlé d'horreur et de prière, tantôt implorant d'une voix presque éteinte, et avec des gémissements plaintifs ou avec des accents vifs et brisés, des secours qui leur ont été déjà vainement prodigués; tantôt accusant l'impuissance de la médecine; tantôt, enfin, dans l'agonie du désespoir, laissant tomber leur tête sur la poitrine et murmurant un appel fervent à la mort pour qu'elle vienne enfin mettre un terme à leurs souffrances. Pendant quelques heures, quelquefois seulement pendant quelques minutes, ils éprouvent un intervalle délicieux de calme; ils se flattent alors de l'espoir que leurs maux sont passés et que leur guérison est prochaine; mais cet espoir ne tarde pas à s'évanouir : le sommeil léger dont ils jouissent est interrompu par les horreurs d'un rêve sinistre ; ils se lèvent en sursaut en poussant des cris déchirants. Enfin, les muscles respirateurs, vaincus par les efforts que l'instinct de la conservation leur a imposés pendant si longtemps, participent à l'épuisement général et refusent de remplir leurs fonctions. C'est alors que les malades ou expirent au milieu d'une dernière inspiration (ce qui est le cas le plus rare), ou retombent épuisés sur leur lit; la respiration, en ce cas, devient courte, râlante, presque absolument diaphragmatique ; la peau devient violette, le pouls presque insensible, et les malades succombent dans un état comateux asphyxique. Cette agonie comateuse peut se prolonger pendant quelques heures : nous l'avons vue durer trois jours.

6° *Troubles nerveux.* Nous comprenons sous ce nom tous ces troubles de l'innervation qui portent, soit sur la sensibilité générale, soit sur la sensibilité spéciale de certains organes et de certaines parties. Parmi ces troubles, nous signalerons surtout les douleurs vives que le malade éprouve à la région épigastrique lorsqu'il se livre aux plaisirs de la table : douleurs vives qui s'accompagnent de recrudescence dans tous les accidents. Nous signalerons encore ces douleurs qui irradient de la région précordiale vers l'épaule gauche, et qui s'accompagnent d'un engourdissement plus ou moins douloureux dans le membre supérieur du même côté (*angine de poitrine*). Ces douleurs peuvent d'abord ne pas descendre au-dessous de l'insertion du muscle deltoïde : mais elles s'étendent bientôt le long de la partie interne du bras jusqu'au coude, quelquefois même jusqu'aux extrémités des doigts, sur le trajet du nerf cubital. Leur durée est presque toujours courte : lorsqu'elles se prolongent, elles donnent naissance à une dyspnée suffocante, à des palpitations violentes, à des syncopes, et même à des convulsions. En général, l'accès est ramené par toutes les causes qui jettent le cœur dans l'excitation, comme la marche, la course, les plaisirs de la table ; il est rare qu'il dure plus de dix minutes, et il l'est encore plus qu'il se prolonge au-delà d'une demi-heure ou d'une heure : dans ce dernier cas, le danger est imminent. L'angine de poitrine ne se produit que dans les maladies du cœur très-avancées et très-graves. Elle est à son maximum dans le cas de dégénérescences osseuses, cartilagineuses et stéatomateuses du cœur et des gros vaisseaux, dans les cas d'hypertrophie et de dilatation considérable du cœur, avec ou sans ramollissement de ses parois.

Tels sont les principaux symptômes généraux qui, joints aux symptômes locaux que nous avons fait connaître, peuvent servir d'éléments au diagnostic des maladies du cœur. Mais il ne suffit pas de connaître ces phénomènes et leurs rapports de causalité; il faut encore, pour pouvoir porter un diagnostic précis, déterminer les modifications qui s'opèrent dans les maladies du cœur, à leurs diverses périodes, autrement dit l'ordre de succession des diverses lésions du cœur et des gros vaisseaux. Ces changements s'ajoutent les uns aux autres suivant un ordre particulier. Pour en donner déjà une idée, que nous complèterons plus tard, nous ne pouvons mieux faire que de placer ici un passage des leçons de M. Gendrin sur les maladies du cœur : « Une in-
» flammation de l'aorte ou d'une autre grosse artère se développe
» et s'étend peu à peu à tout le système artériel; consécuti-
» vement à la phlegmasie artérielle et aux altérations qu'elle
» détermine dans les tuniques vasculaires, des palpitations sur-
» viennent; par suite des palpitations, qui ne sont que des phé-
» nomènes d'action exagérée du cœur, cet organe, ou au moins
» son ventricule gauche, s'hypertrophie; la circulation artérielle
» se trouve déjà dans de tout autres conditions que dans l'état
» de santé..... L'hypertrophie fait des progrès, et, en même
» temps, le cœur se dilate. Plus tard, nonobstant l'hypertrophie
» de ses parois, par suite de la dilatation de son ventricule gau-
» che, l'impulsion du cœur sur le sang diminue. A une période
» encore plus avancée, les valvules de l'aorte s'indurent et dis-
» paraissent; et cette disparition, favorisée par l'hypertrophie
» du cœur, amène une modification nouvelle qui change encore
» la forme de la maladie. Le système artériel, forcé de continuer
» seul l'impulsion circulatoire s'hypertrophie, pendant que cette
» impulsion artérielle s'affaiblit de plus en plus dans les parties
» malades de l'appareil artériel. Pendant que tous ces désordres
» continuent et s'aggravent de jour en jour dans l'appareil circu-
» latoire, toutes les fonctions organiques se modifient et se rétré-

» cissent : la peau devient sèche, les urines aqueuses, le malade » tombe dans un état de maigreur et de cachexie qui traduit » l'influence de la maladie sur l'organisme tout entier; à l'inté- » rieur, le foie et les organes vasculaires abdominaux, gorgés de » sang, augmentent de volume ; le système pulmonaire s'engorge ; » le cœur, dilaté consécutivement, ne permet plus aux valvules » mitrales de se rapprocher ; le sang reflue dans les poumons, » et tous les phénomènes qui annoncent la gêne de la circulation » de ces organes, l'infiltration pulmonaire, les hémorrhagies, ap- » paraissent. »

Mode d'investigation dans les maladies du cœur. L'une des causes qui a nui le plus aux progrès de la pathologie du cœur, est certainement le défaut de méthode dans la recherche des modifications morbides de cet organe. Les maladies du cœur se composent d'une multitude de phénomènes, ayant tous une signification particulière. Il importe donc de procéder à leur examen d'une manière méthodique, afin de n'en oublier aucun ; voici le procédé qui nous paraît le plus convenable ; c'est à peu de chose près celui que nous avons vu suivre à M. Gendrin :

Pour examiner convenablement les malades affectés de maladies du cœur, il faut les faire coucher dans une position presque horizontale ; il faut leur faire quitter tous les vêtements qui pourraient ou gêner les mouvements de la poitrine, ou produire des bruits artificiels par le frottement. Il est préférable de n'examiner les malades que le matin après leur sommeil. Il faut découvrir toute la région précordiale chez les hommes, et ne conserver chez les femmes qu'une toile très-fine sur la face antérieure de la poitrine.

On s'assure d'abord, par la vue et par le toucher, que la région précordiale n'est le siége d'aucune tumeur anomale ; que la cavité thoracique ne présente aucune espèce de déformation ; ensuite, appliquant la main sur la région précordiale, on cherche à déterminer rigoureusement le siége de la pointe du cœur et son éloignement de l'axe du sternum ; en même temps on juge, avec la main appliquée sur le cœur, de la force, de l'étendue, du nombre, de la durée et de la régularité des battements ou de l'impulsion de cet organe. L'appréciation de la position de la pointe du cœur est un des éléments les plus importants du diagnostic, puisqu'elle nous permet de déterminer la longueur du cœur, en mesurant la distance qui sépare ce point du thorax de l'espace intercostal, où nous avons dit que se trouve invariablement la base du cœur.

On pratique ensuite la percussion de la région précordiale, en frappant légèrement, avec un ou deux doigts de la main droite, sur un doigt de la main gauche appliqué immédiatement dans les espaces intercostaux. On apprécie ainsi l'étendue et le degré de la matité, en même temps que la position du bord antérieur des poumons, le volume du cœur et celui du péricarde.

On passe enfin à l'auscultation de la région précordiale ; dans cet examen, on se sert le plus souvent de l'oreille ; quoique, lorsqu'on veut limiter les surfaces auscultées, ou que la structure des parties s'oppose à l'application immédiate de l'oreille, on se serve du stéthoscope. La forme de cet instrument n'importe guère, pourvu que les fibres ligneuses se continuent de l'une à l'autre extrémité du cylindre. Les règles à suivre pour l'application du stéthoscope dans les maladies du cœur sont les mêmes que pour les maladies de poitrine ; il faut seulement enlever l'embout que Laennec y avait ajouté. La première chose à faire dans l'auscultation du cœur, c'est de s'isoler, autant que possible, des bruits qui se passent dans la poitrine ; lorsque ces bruits sont très-intenses, il convient de faire suspendre la respiration du malade pendant quelques instants : appliquant ensuite l'oreille sur le point où se perçoit la pointe du cœur, on écoute les bruits du cœur, on détermine les modifications que les bruits éprouvent dans leur force, leur étendue, leur timbre, leur durée, leur rhythme, ainsi que leurs modifications par des bruits anomaux en les rattachant aux deux actes et aux deux bruits du cœur. De la pointe du cœur, on se porte à gauche, transversalement d'abord, puis en remontant jusqu'au bord du grand pectoral, et en descendant jusqu'aux limites inférieures de l'hypocondre gauche (c'est dans cet espace que se trouve le maximum des bruits qui se produisent dans le ventricule gauche), pour rechercher si les bruits normaux ou anomaux augmentent ou s'affaiblissent en allant vers ce point, s'il s'y ajoute des bruits anomaux, etc., tout en tenant compte des phénomènes respiratoires et de la transmission des bruits qui peut avoir lieu par suite d'une maladie du poumon gauche. On s'éloigne ensuite à droite et en dedans de la pointe jusqu'au sternum (point maximum des bruits qui se passent dans le ventricule droit), pour rechercher les modifications des phénomènes qu'on perçoit à la pointe. C'est dans ce dernier examen qu'il faut se défier d'une cause d'erreur : les bruits anomaux de l'aorte se perçoivent souvent en ce point et pourraient être pris pour des bruits anomaux cardiaques. Pour éviter cette erreur, il suffit de remarquer : 1° le caractère toujours isochrone à la systole du cœur, qui est propre aux murmures aortiques; 2° leur prolongation sur tout le trajet du sternum, souvent même sous la ligne blanche; tandis que les murmures du cœur droit peuvent être systoliques ou diastoliques, et ne se prolongent jamais dans cette étendue.

Partant de nouveau de la pointe du cœur, on remonte de bas en haut sur le trajet de cet organe jusqu'à sa base. Chemin faisant, on constate quelles sont les modifications qu'éprouvent les bruits normaux, et quels sont les changements qui s'opèrent dans les bruits anomaux qui se perçoivent à la pointe. Arrivé à la base, on fait le même examen, et on recherche d'abord sur le trajet de l'artère pulmonaire, puis sur celui de l'artère aorte et de ses ramifications, quelles sont les modifications que les bruits normaux ou anomaux éprouvent; s'il s'en développe de nouveaux, etc. On suit ces bruits particulièrement dans le tronc brachio-céphalique, les sous-clavières, les carotides primitives, externes, et quelquefois même internes, en appliquant le stéthoscope sur la base de l'orbite, comme le fait M. Gendrin. On suit encore le trajet de l'aorte dans l'abdomen, et celui de ses branches iliaques et crurales.

Les recherches que l'on pratique sur la circulation artérielle demandent du soin : ainsi, lorsqu'on examine les artères qui sont renfermées dans la cavité thoracique, il faut, autant que possible, isoler les bruits de ces artères des bruits respiratoires, et surtout des bruits normaux et anomaux du cœur. Dans l'abdomen il faut également distinguer les bruits artériels : 1° des bruits du cœur qui se propagent quelquefois jusque dans l'abdomen; 2° des borborygmes intestinaux; et 3° du bruit musculaire que l'on développe souvent dans les parois abdominales lorsqu'elles ne sont pas suffisamment relâchées et qu'elles se contractent sous la pression du stéthoscope. Lorsque, au contraire, on examine des artères qui ne sont recouvertes que par des parties molles, il y a quelques précautions particulières à prendre : il faut ne pas trop presser avec le stéthoscope, mettre dans le relâchement les parties qui recouvrent l'artère (lorsqu'on ausculte les artères du cou, le malade aura la tête appuyée sur son oreiller et un peu tendue, mais la face tournée en avant); puis il faut examiner ensuite en donnant de la tension aux parties (au cou, on fait tourner la tête du côté opposé à celui qu'on examine, on fait relever le menton, etc.), rechercher si les modifications des bruits artériels sont semblables des deux côtés. En même temps, on reconnaît par le toucher l'état de ces artères; on étudie dans ces vaisseaux l'influence qu'exerce la pression, les modifications que les battements éprouvent dans leur force, dans leur fréquence, dans leur rhythme.

Reprenant l'exploration en arrière du tronc, on recherche sur le trajet et sur les parties latérales du rachis si l'on entend dans ces points les bruits du cœur et des gros vaisseaux, et quelles sont les modifications qu'ils ont éprouvées.

Enfin, on termine par noter la coloration de la face, l'état des capillaires cutanés et des diverses ouvertures muqueuses, l'état du pouls dans les divers points du corps, l'état des viscères, d'abord des poumons, puis des organes abdominaux; on note encore avec soin l'état de l'abdomen, la présence des infiltrations ou des épanchements séreux, etc.

CLASSIFICATION.

Nous diviserons les maladies du cœur en trois classes :

1° Les maladies inflammatoires;

2° Les maladies organiques;

3° Les maladies nerveuses.

On pourrait critiquer cette classification parce qu'elle range parmi les maladies organiques des maladies qui tiennent par beaucoup de points aux maladies inflammatoires; mais, comme une bonne classification supposerait rigoureusement la connaissance de la nature intime des maladies du cœur, à laquelle on n'est pas encore arrivé; comme les classifications ne peuvent être le plus souvent que des moyens artificiels dont le but est d'étudier des objets multipliés; comme enfin toutes les classifications présentées pour les maladies du cœur ont leur côté faible, nous demandons pour celle-ci l'indulgence qu'on a besoin d'avoir pour toute autre.

PREMIÈRE CLASSE.

MALADIES INFLAMMATOIRES DU CŒUR ET DES GROS VAISSEAUX.

CHAPITRE PREMIER.

DE LA PÉRICARDITE.

On donne le nom de péricardite à l'inflammation de la membrane externe du cœur. Elle peut être aiguë ou chronique.

Caractères anatomiques. 1° *Altérations du péricarde.* La rougeur est un des caractères de la péricardite : tantôt elle occupe la membrane séreuse, tantôt (et le plus souvent) elle a son siége dans le tissu cellulaire sous-jacent; elle envahit rarement toute l'étendue du péricarde et se présente ordinairement sous forme de taches plus ou moins considérables, d'arborisations vasculaires ou de lignes ponctuées; dans quelques circonstances dans lesquelles, à en juger par l'épaisseur des fausses membranes, l'inflammation a été des plus fortes, on ne trouve aucune trace de rougeur. Il est probable, que, dans ces cas, la rougeur a disparu après la mort, ainsi qu'on le voit souvent dans les phlegmasies des membranes séreuses. Le péricarde perd aussi en même temps de sa transparence et de sa consistance;

il paraît presque toujours plus épais qu'à l'ordinaire, quoique son épaississement soit plus souvent produit par une fausse membrane opaque, intimement adhérente à la séreuse, ou par un épaississement du tissu cellulaire sous-jacent, que par un épaississement de cette membrane elle-même. Sa surface interne, lorsqu'il n'y a pas d'épanchement, est un peu rude au toucher: d'autres fois elle est sèche, luisante et comme poisseuse. Lorsqu'il y a de l'épanchement, elle est tapissée par de fausses membranes. Sa surface externe, qui répond au tissu musculaire, repose le plus souvent sur du tissu cellulaire ramolli; de là vient que la séreuse se détache avec la plus grande facilité.

2° *Produits de sécrétion.* Le péricarde enflammé sécrète à la fois par les mêmes vaisseaux de la sérosité et de la lymphe plastique; la lymphe plastique sécrétée se sépare à mesure de la sérosité, se dépose sur les feuillets du péricarde et constitue de fausses membranes. Cependant une petite quantité de lymphe plastique reste ordinairement suspendue dans la sérosité, sous forme de flocons ou de filaments. Les *fausses membranes* du péricarde, lorsqu'elles sont récentes, sont molles et tendres; avec le temps, elles deviennent plus fermes et plus consistantes; le plus souvent elles forment une couche continue qui recouvre quelquefois une portion, le plus souvent la totalité du péricarde. On les voit aussi se déposer en masses ou en plaques; elles donnent à la surface de cette membrane un aspect rugueux, papuleux ou granuleux; leur épaisseur est ordinairement d'une à trois lignes, mais elle peut aller jusqu'à un pouce; leur surface adhérente est lisse; leur surface libre est rugueuse et diversement figurée; celle-ci peut être parsemée de petites dépressions assez régulièrement disposées, et présenter l'aspect d'un tissu finement réticulé, ou d'une éponge. Lorsque les fausses membranes sont plus épaisses, leur surface libre est divisée en un plus ou moins grand nombre de cellules plus profondes, souvent du diamètre d'un pois, et séparées par des cloisons grossières; ces cloisons sont quelquefois irrégulières, plus épaisses et plus fortes dans un point que dans un autre; on peut comparer cette disposition à ce qu'on observe lorsqu'on vient de séparer deux assiettes plates qu'on avait appliquées l'une contre l'autre après les avoir enduites de beurre mou. Lorsque les cloisons sont plus régulières, les pseudo-membranes ressemblent (comme l'a dit Corvisart) à la membrane interne ou second estomac du veau; lorsqu'elles sont épaisses et arrondies, elles ressemblent parfaitement à une masse de petits vers; assez souvent elles sont velues et floconneuses, terminées par des franges, comme l'étoupe; enfin, dans quelques circonstances plus rares, elles peuvent être disposées sous forme de rides transversales ondulées, de manière à imiter les ondulations du sable sur le bord de la mer. Cette disposition particulière de la surface libre des fausses membranes est due aux mouvements continuels dont le cœur est agité, ou plutôt, comme le dit M. Bouillaud, à la séparation brusque et renouvelée des deux surfaces enduites d'une matière molle. La couleur des fausses membranes, qui est d'abord d'un jaune-pâle, prend avec le temps une teinte plus sombre, qui varie de la teinte cannelle à la couleur rouge-brun intense ou acajou; dans ce cas elles sécrètent habituellement un liquide sanguinolent (*péricardite hémorrhagique* de Laennec). Leur organisation s'opère ordinairement avec une grande rapidité : c'est en quelque sorte un travail réparateur, qui a pour résultat de créer entre les deux feuillets du péricarde de véritables adhérences. Lorsque la quantité du liquide épanché a considérablement diminué, les couches pseudo-membraneuses qui revêtent les deux feuillets opposés du péricarde se rapprochent, se touchent et s'unissent graduellement. Cette union a lieu par l'intermédiaire de vaisseaux qui passent successivement par l'état de taches, de lignes irrégulières, et enfin de piqueté vasculaire uniforme; lorsque ce piqueté disparaît à son tour, les fausses membranes sont converties en un tissu cellulaire parfait, qui réunit plus ou moins intimement les deux feuillets; et leur organisation peut être considérée comme complète. Lorsque l'adhérence est récente, la fausse membrane est ordinairement assez épaisse et assez molle pour qu'on puisse la séparer en deux couches, dont chacune adhère à un feuillet du péricarde; mais plus on s'éloigne du début de la maladie, plus la fausse membrane est mince et résistante; et, lorsque la maladie date de plusieurs années, cette fausse membrane ne consiste plus qu'en une couche très-mince de tissu cellulaire dense. Enfin, on peut trouver les deux feuillets du péricarde complètement unis sans aucun intermédiaire. Dans quelques circonstances généralement plus graves, la marche des adhérences n'est pas régulière, et il se dépose entre les feuillets pseudo-membraneux de nouvelles couches pseudo-membraneuses. Les adhérences peuvent être générales, ou partielles lorsque l'inflammation a été partielle, ou que le dépôt de la lymphe plastique ne s'est opéré que dans certains points. Les adhérences partielles, continuellement tiraillées par les mouvements du cœur, s'allongent et se convertissent en des lames longues et lâches du tissu cellulaire. Dans quelques cas heureux, comme M. Gendrin l'a prouvé, les adhérences, générales ou partielles, peuvent disparaître après un certain temps sous l'influence de l'absorption, et il peut ne rester aucune trace de la maladie.

A la suite d'une péricardite, on trouve souvent des granulations petites, arrondies et molles, ou des taches blanches ou laiteuses à la surface du cœur : ces taches peuvent avoir de deux à trois pouces de diamètre et l'épaisseur de l'ongle. Elles sont formées, dans la plupart des cas, par une couche pseudo-membraneuse qui présente tous les caractères du tissu cellulaire condensé, et au-dessous de laquelle on trouve le feuillet séreux injecté, mais non épaissi ; d'autres fois elles sont constituées par l'hypertrophie du tissu cellulaire sous-séreux ; elles occupent surtout la face antérieure du cœur et des gros vaisseaux qui en naissent ; elles sont susceptibles d'éprouver une foule de transformations, de passer à l'état fibreux, cartilagineux, et même osseux.

Le *liquide épanché* dans la cavité péricardiaque est quelquefois transparent et d'une couleur jaune-pâle tirant plus ou moins sur le vert, ou bien d'une couleur fauve-clair ; plus ordinairement il est trouble et nuageux, par suite des flocons membraneux qui y restent suspendus ; parfois même la présence d'un peu de vrai pus lui donne un certain degré d'opacité laiteuse ; dans quelques cas très-rares, on trouve dans le péricarde du véritable pus crêmeux d'un jaune-verdâtre sans fausses membranes ; enfin le liquide peut contenir une plus ou moins grande quantité de sang. La quantité de liquide est variable ; en général, elle est assez forte pendant la période d'augment de la maladie ; elle s'élève assez souvent à un litre et demi et même au-delà (quatre pintes suivant Corvisart et Louis). Cette quantité diminue rapidement par l'absorption, et quelques auteurs admettent même que, dans certains cas où l'inflammation est très-aiguë, l'absorption est si complète que l'on ne trouve plus que de fausses membranes sans sérosité ; d'autres vont plus loin, et admettent des péricardites où il ne se fait pas d'épanchement liquide, les *péricardites sèches*. Nous avouons que nous avons la plus grande répugnance à admettre ces *péricardites sèches :* ce n'est pas parce qu'on trouve le bruit de frottement dans les premières périodes de la maladie que nous les admettrions davantage ; car le bruit de frottement se produit alors même qu'il y a du liquide, pourvu qu'il soit en petite quantité.

3° *État du cœur*. La substance musculaire du cœur est ordinairement intacte, quelquefois plus rouge ou plus pâle, plus brune ou plus jaune, plus dense ou plus fragile qu'à l'état normal. La membrane interne participe souvent à l'inflammation du péricarde. Nous renvoyons, pour les caractères anatomiques de son inflammation, au chapitre *Endocardite*.

La *péricardite chronique* ne présente pas de caractères anatomiques qui diffèrent matériellement de ceux qu'on observe dans les périodes avancées de la péricardite aiguë : l'inflammation occupe toujours toute l'étendue du péricarde ; la rougeur est d'une teinte foncée et sombre ; il y a un épanchement plus ou moins abondant d'un liquide trouble, floconneux, laiteux, quelquefois tout-à-fait puriforme, d'autres fois d'une substance visqueuse, pultacée, sanguinolente ; souvent les fausses membranes manquent, ou ne consistent qu'en des couches minces et molles, qui semblent usées par la suppuration ; d'autres fois la quantité de fausses membranes est énorme, et le cœur est en quelque sorte étouffé sous leur poids ; ces fausses membranes peuvent être le siége de dégénérescences nombreuses (tuberculeuses, cancéreuses, etc.) ; dans la péricardite chronique, on trouve assez souvent le cœur hypertrophié ; dans quelques cas plus rares il est atrophié.

Causes. Les causes de la péricardite peuvent être divisées en :

1° *causes physiques :* ce sont toutes les irritations directes portées sur cette membrane, comme les chutes, les coups, les blessures, les piqûres, les pressions sur la région précordiale, la pénétration de corps étrangers dans le péricarde ;

2° *Causes physiologiques* : ce sont les conditions physiologiques qui donnent une activité plus grande aux organes de l'hématose. Si l'on rencontre souvent la péricardite chez de jeunes sujets, c'est que chez eux les organes circulatoires jouissent d'une grande activité ; si on les trouve surtout chez des sujets pléthoriques, cela tient à la même cause ;

3° *Causes pathologiques*, parmi lesquelles nous placerons la suppression brusque de la transpiration cutanée, qui occupe un des premiers rangs ; la suppression d'une hémorrhagie, d'une affection cutanée ; la résorption purulente ; la propagation au péricarde d'une phlegmasie qui occupe la plèvre ou le poumon ; l'existence antérieure d'une phlegmasie de la substance musculaire du cœur ou de l'endocarde ; les altérations organiques de cet appareil ; et par-dessus tout le rhumatisme articulaire aigu. Cette dernière cause, dont la puissance avait été déjà signalée en Angleterre par Baillie, et plus tard par Wills, Odier, Elliotson, etc., a été surtout mise en lumière en France par M. Bouillaud, qui a montré que dans plus de la moitié des cas de rhumatisme articulaire aigu, on observait cette curieuse coïncidence de l'inflammation du péricarde et de l'endocarde. Les anciens attribuaient ce fait à une métastase ; mais comme l'inflammation du péricarde survient souvent en même temps que l'affection articulaire et la précède même quelquefois, il est impossible de la rapporter à cette cause, et il vaut mieux attribuer ce déplacement à ce que Bichat a appelé l'*affinité de tissu.*

Symptômes de la péricardite. Il n'y a pas longtemps que l'on a acquis une exacte connaissance de cette maladie. Avenbrugger avait déjà fait sentir tout le fruit que l'on pourrait tirer de la percussion dans son diagnostic ; mais l'application toute récente de l'auscultation à l'étude de la péricardite faite par MM. Collin, Latham, Louis, etc., y est venue jeter un nouveau jour.

A. *Symptômes généraux.* — Ce sont une vive *réaction fébrile* ordinairement précédée de refroidissement général avec frisson, une *toux* sèche revenant par quintes, sans expectoration ou avec une expectoration peu abondante, la *respiration* accélérée, une *dyspnée* allant quelquefois jusqu'à la suffocation, une *anxiété* extrême avec jactitation et quelquefois avec des syncopes, un *pouls* fréquent, dur, brusque, plein et même saccadé au début, mais régulier, et plus tard dans certaines circonstances faible, intermittent, inégal et irrégulier ; il présente même quelquefois ce caractère dès le début ; les *traits* sont tirés en haut ou contractés, quelquefois avec un sourire sardonique ; le *gonflement* et la *lividité* de la face ; l'*infiltration* des extrémités ; quelques troubles de l'innervation, comme le délire qui est ordinairement léger, et quelquefois des convulsions générales ; quelques accidents vers les fonctions digestives, tels que l'inappétence, une soif plus ou moins vive, et dans quelques cas des vomissements plus ou moins répétés.

B. *Symptômes locaux.* — 1° *Symptômes locaux physiologiques.* Ce sont : *a.* une *douleur* vers la région du cœur, pongitive, brûlante, lancinante, irradiant vers l'épaule gauche et le bras du même côté, augmentant par les fortes inspirations, par la percussion, et surtout par la pression exercée, soit à la région précordiale, soit à l'épigastre ; cette douleur est plus ou moins sourde dans quelques circonstances ; elle peut ne consister qu'en un simple malaise, ou manquer entièrement ; mais, dans ce dernier cas, la pression exercée à la région précordiale ou à l'épigastre détermine toujours de la douleur. Lorsque la douleur est vive, elle force le malade à s'incliner sur le côté gauche, et l'empêche quelquefois de garder la position horizontale ; *b.* des *modifications variées des battements du cœur.* Les battements sont plus forts, plus fréquents qu'à l'état normal, tantôt réguliers, tantôt irréguliers, inégaux et intermittents (palpitations). Lorsqu'il n'y a que peu ou point d'épanchement dans le péricarde, l'*impulsion* du cœur conserve son caractère brusque et vigoureux ; si l'épanchement est considérable, l'impulsion devient faible, tremblotante, irrégulière et inégale ; elle est comme ondulatoire, et ne coïncide pas exactement avec le premier bruit ; *c.* une saillie ou *voussure* anomale de la région précordiale que l'on rencontre dans un certain nombre de cas. 2° *Symptômes locaux physiques, ou symptômes fournis par la percussion et l'auscultation. Percussion.* Dans la péricardite, la matité de la région précordiale augmente en raison directe de la quantité du liquide épanché; elle devient facilement appréciable lorsqu'il y a un demi-litre de liquide; elle commence par la partie inférieure et s'étend d'abord transversalement; elle remonte ensuite jusqu'au niveau de la deuxième côte lorsque le péricarde est très-distendu. Les auteurs disent qu'on peut faire varier le niveau du liquide épanché en changeant la position du malade; pour nous, nous n'avons jamais pu y réussir.

Auscultation. Lorsqu'on est appelé auprès d'un sujet affecté de péricardite, quelques heures seulement après le développement de la maladie, lorsqu'il n'y a que très-peu de liquide épanché, on perçoit parfois quelques-uns de ces bruits que nous avons décrits sous le nom de *bruits de frottement;* mais à mesure que l'épanchement augmente, le premier bruit du cœur, et les murmures qui ont leur siége aux orifices auriculo-ventriculaires, s'il en existe, sont plus obscurs qu'à l'état normal, parce qu'ils sont perçus à travers une masse de liquide et de pseudo-membranes. Quant au second bruit on le perçoit toujours, en remontant sur le trajet des gros vaisseaux, presque aussi distinctement qu'à l'état normal. Les bruits de frottement péricardiaque, qui constituent un des signes les plus importants de la péricardite, résultent du frottement des surfaces rugueuses opposées du péricarde, et ne peuvent par conséquent exister que lorsqu'il y a une petite quantité de liquide épanchée dans le péricarde; aussi est-il admis généralement que ces bruits se rencontrent dans trois circonstances principales : 1° au début de la péricardite, avant la production d'un épanchement; 2° dans les péricardites qu'on appelle *sèches*, c'est-à-dire sans épanchement de liquide; 3° à une époque plus avancée de la maladie, lorsque l'absorption du liquide épanché permet aux surfaces rugueuses de se mettre en contact. Le bruit de frottement est presque toujours double : il accompagne les deux bruits du cœur, et coïncide avec les mouvements que ce dernier exécute dans le péricarde. Quelquefois, cependant, il est plus fort avec le premier bruit, et dans quelques cas rares il est borné à ce seul bruit exclusivement ; il dépasse rarement les limites de la région précordiale, et ne se propage jamais sur le trajet des gros vaisseaux ; il présente, dans son timbre, des variétés nombreuses que nous avons fait connaître, et qui paraissent être en rapport avec la fermeté et la rugosité des fausses membranes, la quantité de liquide épanché, et la plus ou moins grande intensité des battements du cœur. Ces bruits de frottement ne peuvent être confondus qu'avec les murmures valvulaires qui se passent à l'intérieur du cœur ; mais nous renvoyons le diagnostic différentiel des murmures valvulaires et des bruits de frottement péricardiaque au moment où nous établirons le diagnostic différentiel de l'endocardite.

Symptômes de la péricardite chronique. Symptômes généraux. Lorsqu'une péricardite aiguë ne se résout pas dans un intervalle de dix à quinze jours, on dit qu'elle a passé à l'état chronique ; on en dit autant de la péricardite qui, dès le début, a une marche lente et insidieuse, et dont les symptômes ne sont ni bien tranchés ni violents. Les symptômes généraux qui annoncent une péricardite chronique ressemblent beaucoup à ceux de la péricardite aiguë ; mais leur intensité est moindre : la fièvre, au lieu d'être vive et inflammatoire, revêt les caractères de la fièvre hectique ; de temps en temps seulement elle présente des exacerbations. L'anxiété et l'insomnie sont moindres ; l'attitude du malade est moins contrainte ; mais la face présente toujours une teinte cachectique, et souvent les extrémités inférieures sont œdémateuses.

Symptômes locaux. 1° *Symptômes physiologiques.* La région précordiale est constamment le siége d'un sentiment de plénitude et de pesanteur ; les battements du cœur et l'impulsion sont plus faibles que dans la péricardite aiguë, à moins qu'il y ait des adhérences du péricarde ou de l'hypertrophie ; quelquefois même il n'y a ni intermittences ni irrégularités. La voussure de la région précordiale s'observe assez souvent dans la péricardite chronique, surtout lorsqu'elle a amené l'hypertrophie du cœur. 2° *Symptômes physiques.* Ce sont les mêmes que ceux de la péricardite aiguë, c'est-à-dire l'augmentation de la matité à la percussion, et l'obscurité des bruits du cœur, les bruits de frottement quand il n'y a que peu de liquide épanché.

Diagnostic. Lorsque la douleur occupe la région précordiale et qu'elle augmente par la pression, lorsqu'il y a accroissement de l'action du cœur, et une violente réaction fébrile, on peut soupçonner l'existence d'une péricardite. Si, en outre, le pouls est faible, tremblotant, irrégulier, etc., sans qu'on puisse en trouver la cause; si on observe tous les signes d'une gêne de la circulation; et si enfin il y a de la matité à la percussion, de l'obscurité dans les bruits du cœur, nul doute sur l'existence de la péricardite. Mais il peut se faire qu'il n'y ait ni douleur ni modification considérable du pouls, ni trouble de la respiration, ni matité appréciable à la percussion, ni affaiblissement des bruits du cœur. Alors, si les battements du cœur sont violents et bondissants sans cause manifeste, s'il y a de l'anxiété et une violente réaction fébrile, enfin si l'on rencontre le bruit de frottement péricardiaque, on risque peu de se tromper en diagnostiquant une péricardite. Comme on le voit, le diagnostic de la péricardite aiguë, appuyé qu'il est aujourd'hui non-seulement sur les symptômes généraux, mais encore sur les résultats de l'auscultation et de la percussion, présente une grande précision. Les cas les plus difficiles sont ceux où l'on observe des complications vers le cerveau ou vers tout autre organe, complications qui détournent l'attention de l'examen du cœur. Il faut le dire hautement : s'il était passé généralement dans la pratique de placer la main sur la région précordiale, comme on le fait sur le pouls dans toutes les maladies inflammatoires; si l'on examinait le cœur avec autant de soin par la percussion et par l'auscultation qu'on en met à examiner les poumons, il arriverait rarement de méconnaître une péricardite. Cette prétendue diversité, cette prétendue variabilité des symptômes, dans laquelle la plupart des pathologistes placent encore aujourd'hui la cause de l'obscurité de la péricardite, est bien loin de ne jeter aucun jour sur cette maladie; si elle fait naître pour quelques instants des hésitations dans l'esprit du médecin, elle lui fournit des indications précieuses; en effet, ces variations multipliées sont en rapport avec la nature et la marche des changements anatomiques de texture, et par suite avec la marche et l'état de la maladie; c'est en général dans la différence de qualité et de quantité de l'épanchement qu'il faut chercher la différence d'aspect que présentent les symptômes. Si l'épanchement consiste principalement en de la lymphe plastique, si la sérosité a été absorbée rapidement, en un mot si les adhérences du péricarde se forment avec rapidité, les mouvements du cœur conservent pendant toute la durée de la maladie la même vigueur et la même régularité qu'au début; le pouls garde ses caractères de force, de dureté et de régularité; le malade est moins gêné dans ses attitudes, et la vie peut continuer pendant plusieurs semaines, alors même que l'inflammation n'a pas été détruite; cette forme bénigne de la maladie s'observe encore mieux lorsque, au lieu de produire des adhérences du péricarde, elle marche rapidement vers la résolution; si, au contraire, l'épanchement séreux abondant ne se résorbe pas, les mouvements du cœur sont gênés par la compression mécanique que le liquide exerce sur cet organe; de là la faiblesse, l'intermittence, etc. du pouls, et tous les symptômes qui annoncent habituellement la gêne de la circulation cardiaque, tels que la faiblesse, la dyspnée, l'anxiété, le froid des extrémités, la lividité des téguments, etc. L'épanchement séreux est-il abondant au début de la maladie, tous ces symptômes se montrent de bonne heure; mais comme, en général, il faut de deux à trois jours pour que l'accumulation du liquide soit considérable, aux symptômes qui annonçaient l'action forte et régulière du cœur succèdent tout-à-coup tous les symptômes que nous venons de décrire. Il faut le dire cependant, il est un certain nombre de péricardites dans lesquelles on observe tous ces symptômes de gêne de la circulation, et dans lesquelles pourtant l'épanchement de liquide est peu considérable. Dans la plupart de ces cas, il y a de fausses membranes fort épaisses qui agissent sur le cœur de la même manière que le liquide épanché; dans d'autres, il est impossible d'expliquer la présence de tous ces accidents autrement que par des complications vers le cœur (cardite, endocardite, polypes du cœur), ou avec les organes pulmonaires (pleurésie, pneumonie), ou par une augmentation d'irritabilité. Suivant M. Bouillaud, ces grandes différences qu'on observe dans les symptômes généraux de la péricardite dépendraient plutôt d'une violente complication pleurétique ou pleuro-pneumonique que de la péricardite elle-même. Nul doute que ces complications ne doivent aggraver les symptômes de la péricardite et les porter à leur plus haut degré d'intensité; mais cette opinion de M. Bouillaud ne peut être admise d'une manière absolue, parce que l'on voit assez souvent des péricardites avec symptômes graves, sans trace de complication. Voilà pour le diagnostic général de la péricardite; reste le diagnostic différentiel.

La péricardite ne peut être confondue qu'avec l'inflammation de quelques-uns des viscères thoraciques et surtout de la plèvre; ces complications qui, du temps de Corvisart, étaient un des plus grands obstacles au diagnostic de la péricardite, ne nous embarrassent plus, aujourd'hui que nous possédons l'auscultation. Comme on le sait, la pleurésie, indépendamment des signes généraux et locaux, se reconnaît aux signes physiques suivants : matité à la percussion, commençant d'abord à la partie inférieure et postérieure de la poitrine, et ne s'étendant en avant que plus tard; diminution ou absence complète du murmure vésiculaire dans tous les points qui sont le siége de la matité; respiration bronchique et égophonie lorsqu'il n'y a qu'une petite quantité de liquide. La pneumonie, en outre de ces signes généraux et, en particulier, des crachats rouillés et visqueux, s'annonce par les signes suivants : au premier degré, râle crépitant et matité commençant à la percussion; au deuxième degré, cessation du râle crépitant et du murmure respiratoire, matité distincte à la percussion, souffle tubaire et bronchophonie, dilatation moindre du côté affecté, augmentation du frémissement vibratoire de la voix. Enfin, la bronchite se reconnaît à la présence des râles muqueux, sibilants et sonores, et à l'absence de matité anomale. Si l'on ne trouve aucun de ces signes, on arrivera, par exclusion, à fixer dans le cœur le siége de la maladie; si, au contraire, on trouve quelques-uns de ces signes, on les comparera avec ceux qui appartiennent normalement aux inflammations des organes pulmonaires, en tenant grand compte des bruits anomaux qui surviennent vers le cœur, ainsi que de la direction que suit la matité. Au surplus, dans le doute, on se conduira comme si cette inflammation existait, tout en accommodant le traitement aux complications pulmonaires; parce qu'il est beaucoup plus facile de triompher des maladies du cœur, lorsqu'elles sont encore à leur début, que lorsqu'elles sont envieillies dans cet organe. Reste le diagnostic différentiel de l'endocardite et de la péricardite, que l'on trouvera dans le chapitre suivant.

L'obscurité des symptômes de la péricardite chronique, et surtout de la péricardite chronique dès son début, rend le diagnostic de cette maladie plus difficile que celui de la péricardite aiguë. Cependant, avec le secours de l'auscultation, ces difficultés disparaissent en grande partie : en effet, si un malade, qui n'avait pas antérieurement une maladie du cœur, présente tous les symptômes de cette maladie, avec amaigrissement général et fièvre hectique; s'il rapporte l'invasion de la maladie à un coup ou à une chute sur la poitrine, à un rhumatisme articulaire aigu, ou à une inflammation avec douleur à la région précordiale, on peut soupçonner une péricardite chronique; si à tous ces symptômes se joint la matité à la percussion, ou le bruit de frottement péricardiaque, il ne peut exister de doute sur l'existence de cette maladie.

Formes, marche, durée. Nous croyons qu'on peut admettre deux formes de péricardite : la *péricardite inflammatoire,* qui se développe sous l'influence d'une cause physique quelconque, et la *péricardite rhumatismale,* qui se développe sous l'influence de la cause rhumatismale. Il est difficile de tracer la marche et la durée de la péricardite : tantôt elle accomplit toutes ses phases et tue le malade en vingt-quatre heures; tantôt elle dure de douze à quinze jours. En général voici sa marche : après des prodromes souvent assez graves, et quelquefois sans prodromes, le malade est pris d'une douleur à la région du cœur, avec fièvre et gêne de la respiration. Quelques heures après l'invasion, quelquefois le lendemain, on perçoit un peu de bruit de frottement avec ou sans frémissement vibratoire; l'épanchement devient abondant dans les deux ou trois premiers jours de la maladie; vers le cinquième ou le sixième jour, l'état fébrile diminue, et l'épanchement devient stationnaire; vers le septième ou le huitième jour, l'absorption commence et l'on perçoit de nouveau le bruit de frottement. Au reste, la marche et la durée de cette maladie, comme de toute autre, sont subordonnées à l'intensité, à l'étendue de la phlegmasie, à ses complications, aux causes qui l'ont produite, à l'âge, au tempérament, etc. Quant à la péricardite chronique, une fois établie, elle peut durer des semaines et même des mois entiers.

Terminaisons. La péricardite peut se terminer par résolution, par adhérences du péricarde, par passage à l'état chronique, enfin par la mort. La terminaison par résolution est la plus fréquente : elle est caractérisée par la résorption des fausses membranes et de l'épanchement. Cependant il reste, dans quelques circonstances, à la surface du cœur, un peu de matière plastique qui constitue les *plaques blanches* du péricarde ; ces produits morbides, lorsqu'ils ne sont pas fort étendus, ne paraissent pas incompatibles avec un état de parfaite santé. On reconnaîtra que la maladie marche vers la résolution à ce que le bruit de frottement cesse, sans laisser après lui une matité plus considérable ou une impulsion plus notable, tous les autres symptômes indiquant d'ailleurs la résolution. Mais dans une maladie grave comme la péricardite, il ne suffit pas de reconnaître que la résolution est commencée : il faut aussi connaître tous les signes qui annoncent une amélioration dans l'état du malade. Ces signes ne sont autres qu'une diminution dans tous les symptômes généraux graves, et, de plus, une diminution notable dans la matité à la percussion. Si la douleur, la fièvre, l'anxiété, l'impulsion vive et le bruit de frottement péricardiaque persistent encore, l'inflammation marche ; mais si la douleur, de fixe et pongitive qu'elle était, cesse entièrement, ou à peu près, si l'anxiété décroît, si le bruit de frottement cesse d'être perçu, si l'impulsion du cœur diminue, et s'il ne reste qu'un peu d'accélération dans les battements de cet organe, on pourra présumer que l'inflammation est sur son déclin, et cependant sans pouvoir l'affirmer d'une manière bien positive.

La terminaison par adhérences constitue une terminaison moins heureuse que celle par résolution ; en général, les adhérences du péricarde opposent à l'action du cœur un obstacle qui finit le plus souvent par déterminer l'hypertrophie de cet organe, et, à une époque plus éloignée, la mort; partielles, elles peuvent, lorsqu'elles ne sont pas fort étendues, être allongées par les mouvements que le cœur exécute dans le péricarde, ne gêner que peu ou point les mouvements de cet organe, et disparaître après un certain temps; cette terminaison s'annonce par les signes suivants : 1° cessation d'un bruit de frottement distinct; 2° pas d'augmentation de la matité à la percussion; 3° impulsion violente, simple et quelquefois double, lors même que l'état fébrile a complètement cessé (mais seulement lorsque les adhérences sont générales ou très-intimes).

La péricardite aiguë passe quelquefois à l'état chronique, lorsqu'elle est méconnue ou qu'elle est traitée d'une manière incomplète, surtout si elle affecte des sujets mal constitués. Ce passage à l'état chronique est marqué par une modification dans l'intensité des symptômes généraux, en même temps que par la persistance de la plupart des signes physiques. (Voir *Péricardite chronique.*)

Les maladies qui compliquent la péricardite sont bien loin de n'avoir aucune influence sur sa terminaison : ainsi, les inflammations des organes pulmonaires ou du cœur lui-même contribuent souvent à amener une terminaison fatale; l'endocardite (qui accompagne si souvent la péricardite) laisse souvent après elle, même après la résolution de la péricardite, des altérations vers les orifices du cœur, qui amènent tôt ou tard la mort.

Que dire des terminaisons de la péricardite chronique? Ici la nature a à triompher non-seulement de l'inflammation qui persiste, mais encore des nombreux produits morbides accumulés vers le péricarde. Aussi la terminaison par résolution est-elle la plus rare; la terminaison par adhérences serait désirable; mais celle par la mort est la plus commune dans un temps plus ou moins long, et qui n'excède pas quatre mois.

Pronostic. Il y a dans le pronostic deux circonstances à considérer : l'intensité de la dyspnée, et les modifications du pouls; si la dyspnée présente une intensité hors de proportion avec les symptômes locaux, si les battements artériels sont en désaccord avec l'impulsion du cœur, la maladie est grave; si, au contraire, il n'existe que peu ou point de dyspnée, si le pouls conserve ses qualités normales, s'il n'est pas en désaccord avec l'impulsion du cœur, le pronostic est favorable. On n'a plus aujourd'hui, sur la péricardite, l'opinion de Corvisart : cet auteur regardait cette maladie comme nécessairement funeste, et ne faisait exception qu'en faveur d'une de ses formes qu'il appelait *subaiguë*. Tout le monde sait aujourd'hui que, lorsqu'une péricardite aiguë est soignée à temps, le pronostic est généralement favorable, du moins quant à la vie : la plupart de ces maladies cèdent à un traitement bien dirigé. Les plus rebelles, comme l'a dit M. Bouillaud, sont celles qui ont pour complication une endocardite, une cardite, une violente pleurésie ou pneumonie.

Lorsque la péricardite s'est terminée par adhérence, le pronostic final est défavorable ; mais il l'est encore plus quand la péricardite avec épanchement passe à l'état chronique.

Le pronostic est encore subordonné à l'âge, au tempérament des individus qui sont affectés de péricardite : elle est beaucoup plus grave chez les individus débilités par des maladies antérieures; elle vient souvent terminer la vie des malades qui portent depuis longtemps une maladie du cœur (hypertrophie, dilatation, maladie des valvules).

Traitement. La péricardite aiguë réclame un traitement très-énergique et très-rapide ; toute hésitation est dangereuse et la perte de quelques heures est quelquefois irréparable. Si la maladie est récente, intense, et si les forces du malade le permettent, on lui fera une large saignée, et aussitôt que la réaction reparaîtra, on lui fera appliquer de vingt-cinq à quarante sangsues sur la région précordiale, une heure ou deux après la saignée. Si les symptômes ne s'amendent pas rapidement, on répétera les applications de sangsues, et dans quelques cas les saignées générales, deux, trois, quatre fois, suivant les forces du malade, à des intervalles de huit à dix heures, ou même tant que l'état du pouls et des battements du cœur pourront faire craindre une réaction. On joindra à ce traitement le repos, la diète, les boissons chaudes et délayantes, et les applications émollientes sur le point douloureux. Ce n'est pas qu'on ait besoin, dans tous les cas, d'un traitement aussi vigoureux : il suffit souvent d'une seule application de sangsues ou de ventouses sur la région précordiale pour faire cesser tous les symptômes graves. Assez souvent les malades âgés, d'une constitution faible, ou chez lesquels la maladie est très-avancée, supportent difficilement les saignées générales; aussi, alors, doit-on préférer les saignées locales et appliquer de trente à quarante sangsues ou de huit à dix ventouses sur la région précordiale. Enfin, dans quelques cas, surtout dans ceux de péricardite rhumatismale dans lesquels la réaction est très-faible et les phénomènes physiques médiocres, on peut se borner au traitement que l'on dirige contre l'affection primitive. C'est ainsi que nous avons vu guérir des péricardites avec rhumatisme par l'emploi du nitrate de potasse à haute dose, suivant la méthode de Brocklesby et de M. Gendrin.

Lorsque, malgré un traitement aussi énergique, les symptômes conservent toute leur intensité, il faut recourir aux dérivatifs : les vésicatoires sur la région précordiale, les frictions avec la pommade stibiée et l'huile de croton tiglium, les purgatifs peuvent être employés avec avantage; on pourra encore recourir aux frictions mercurielles à haute dose, au traitement d'Hamilton; nous avons vu ce traitement réussir si bien dans certaines phlegmasies des membranes séreuses (la péritonite par exemple), que nous ne pensons pas qu'il doive être négligé; mais il ne faut pas l'employer *parcâ manu;* ce traitement aura d'autant plus de succès que l'on parviendra plutôt à obtenir un peu de sensibilité des gencives, un peu d'amertume à la bouche, autrement dit la mercurialisation.

Pendant la convalescence, on tiendra le malade à un régime léger et peu stimulant, et on lui fera conserver la plus grande tranquillité jusqu'à ce que les mouvements et les bruits du cœur aient repris tous leurs caractères normaux. Comme les rechutes ne sont pas rares dans la péricardite, il faut savoir que ces accidents secondaires n'ont jamais la même intensité que les primitifs, et que le danger de trop faire est encore plus grand que celui de faire trop peu: quelques sangsues et des vésicatoires composeront le traitement.

Dans la péricardite chronique, il faut recourir aux dérivatifs puissants, aux vésicatoires répétés, aux cautères (les sétons produisent trop d'irritation) ; comme le malade est toujours très-affaibli, on le nourrira autant que possible ; et si l'hydropisie survient, on emploiera les diurétiques.

Lorsque, après avoir mis tous les moyens en usage, l'épanchement se montre rebelle, faut-il évacuer le liquide au moyen d'une opération chirurgicale? Cette opération n'a jamais été tentée, et tout praticien prudent reculera devant son exécution. La pression que l'air atmosphérique ferait subir à l'organe ne serait-elle pas supérieure à celle que lui fait éprouver le liquide? Et cette évacuation guérirait-elle la phlegmasie chronique? Nous repoussons donc cette opération.

APPENDICE A LA PÉRICARDITE.

Adhérences du péricarde (1).

Nous avons déjà vu que la péricardite, aiguë ou chronique, se termine souvent par la formation d'adhérences entre les feuillets du péricarde. Cette terminaison, qui est certainement moins heureuse que celle par résolution, a été cependant regardée par plusieurs pathologistes (entre autres par M. Bouillaud) comme ne troublant en rien l'exercice des fonctions respiratoires et circulatoires, et n'empêchant pas les sujets de jouir de la santé la plus florissante. Serait-il vrai que le cœur pût contracter des adhérences générales, et par conséquent être considérablement gêné dans ses mouvements, sans que l'économie en souffrît? Telle n'est pas l'opinion de Lancisi, de Vieussens, de Senac, de Meckel, de Corvisart, de Morgagni et de Hope, qui ont affirmé que la santé est incompatible avec une adhérence complète et intime des feuillets de cette membrane. Qu'importe que les sujets paraissent jouir d'une bonne santé, qu'ils aient de l'embonpoint, etc., si au moindre exercice qui sort de leurs habitudes, ils

---

(1) Nous plaçons ici les adhérences du péricarde parmi les affections inflammatoires pour suivre la continuité du sujet : rigoureusement, elles devraient être placées parmi les affections organiques.

sont pris de palpitations et de dyspnée? C'est en effet ce qu'on observe lorsque les malades se rendent bien compte de leur état: le plus souvent, après une péricardite, ils sont devenus incapables de se livrer aux travaux, aux efforts qu'ils accomplissaient auparavant avec la plus grande facilité. Trop souvent certains malades, surtout des classes ouvrières, ne se plaignent de rien à cet égard, parce qu'ils ont pris tout doucement l'habitude de ces modifications de la circulation et de la respiration; mais en les interrogeant avec soin, on arrivera le plus souvent à leur faire dire que depuis un certain temps ils ont l'haleine courte. Comme nous l'avons dit à propos de la péricardite, la terminaison par adhérence n'est pas immédiatement funeste; mais après un temps plus ou moins long elle le devient, surtout dans la classe ouvrière, dont les occupations sont fatigantes et la vie peu régulière. Les adhérences du péricarde ne sont pas seulement à craindre à cause de l'influence qu'elles exercent sur les fonctions circulatoires et respiratoires, mais encore à raison des modifications qu'elles apportent à la nutrition du cœur; constamment lorsque l'adhérence est considérable, le cœur augmente de volume, et il revêt cette forme d'hypertrophie que nous décrirons plus tard sous le nom d'*hypertrophie avec dilatation*. En effet, indépendamment de la part que peut avoir l'inflammation chronique dans cette complication, le cœur est contraint de redoubler d'énergie pour lutter avec avantage contre l'obstacle que les adhérences présentent à l'exercice de ses fonctions; par suite il s'hypertrophie; en outre, de cette gêne qu'il éprouve dans ses mouvements résulte un état de congestion plus grand qu'à l'ordinaire, une distension des cavités qui, d'abord temporaire, ne tarde pas à devenir permanente et produit la dilatation.

Lorsque les adhérences du péricarde ont déterminé la formation d'une hypertrophie avec dilatation, elles se confondent avec cette maladie, dont elles augmentent la gravité; et il est impossible de les séparer de l'altération qu'elles ont produite: tout au plus pourrait-on en présumer l'existence par la marche de la maladie et par la connaissance des antécédents du malade.

Le diagnostic des adhérences simples du péricarde a toujours été regardé comme très-obscur: l'expérience n'a pas confirmé l'exactitude du signe dont avait parlé le docteur Sanders : il n'est pas vrai que dans cette maladie il se forme à l'épigastre, pendant la systole ventriculaire, au-dessous des fausses côtes gauches, une espèce de dépression résultant du mouvement de rétraction du diaphragme, au moment de l'ascension du cœur. Comme Laennec le fait remarquer, pour que cette dépression pût se produire, il faudrait que l'estomac adhérât à la fois au diaphragme et aux parois abdominales ; ce qui n'existe pas.

Quelle que soit la difficulté qui s'attache naturellement à ce diagnostic, nous pensons, avec Hope, qu'indépendamment des données fournies par les antécédents du malade, c'est-à-dire l'existence d'une péricardite à une époque antérieure, et encore en l'absence de cette matité étendue et complète de la région précordiale, des bruits de frottement péricardiaques, de cet éloignement des bruits du cœur qui forment les bases principales du diagnostic de la péricardite, on peut encore se servir avec avantage des signes suivants : 1° la voussure considérable de la région précordiale avec augmentation légère de la matité, et *sans déplacement de la pointe du cœur ;* phénomène qui dépend de ce que le cœur, retenu par des adhérences, n'a pu descendre ; et de ce que, arrêté en arrière par la colonne vertébrale, il a dû naturellement refouler, en s'hypertrophiant, les cartilages costaux ; 2° l'existence d'un mouvement brusque, d'une secousse simple ou double, qui paraît dû à ce que les mouvements de va-et-vient du cœur sont subitement arrêtés, soit par la colonne vertébrale, soit par les adhérences.

CHAPITRE II.

CARDITE, OU INFLAMMATION DE LA SUBSTANCE MUSCULAIRE DU COEUR.

L'inflammation de la substance musculaire du cœur est générale ou partielle :

1° La *cardite générale* avec infiltration générale de pus est excessivement rare. Aussi Laennec, qui regardait la production du pus comme le seul signe infaillible de la cardite, et qui n'en avait jamais vu, pensait qu'il n'en existait peut-être pas un seul cas incontestable et bien décrit. Les belles observations rapportées par le docteur Latham, et plus récemment celles de M. Simonnet, ne laissent aucun doute à cette égard. Coloration brunâtre du tissu du cœur avec diminution de la consistance normale, ecchymoses disséminées, infiltration des fibres musculaires par du pus véritable : tels sont les signes qui appartiennent à la cardite générale. Au surplus, la plupart des pathologistes sont loin de partager les idées étroites de Laennec au sujet de la cardite : pour eux, le ramollissement et l'induration, quelles que soient leurs teintes, appartiennent le plus souvent à cette maladie. Ne voit-on pas l'inflammation amener, dans les autres muscles, des altérations de même nature ? Ne voit-on pas dans la péricardite le cœur présenter, en quelques points isolés de la surface extérieure, des altérations de ce genre ? Nous pensons donc que la cardite générale n'est pas aussi rare que le croyait Laennec ; et nous sommes très-disposé à y rattacher le ramollissement et l'induration. Cependant, comme quelques auteurs conservent des doutes sur l'identité de nature de ces altérations, nous avons dû réserver un chapitre particulier à chacune de ces maladies dans la série des affections organiques du cœur.

Il est bien difficile d'assigner à la cardite générale des symptômes propres et exclusifs, puisque cette affection n'existe presque jamais sans complication vers le péricarde ou l'endocarde. Voici cependant les symptômes qu'on lui rattache ordinairement : la maladie débute par une anxiété précordiale toute particulière, avec une faible douleur dans cette région, des palpitations d'abord fugitives et peu intenses, bientôt suivies de mouvements désordonnés ; malgré ces symptômes, les bruits du cœur ne sont pas notablement modifiés, si ce n'est dans leur intensité ; la matité de la région précordiale est à l'état normal. Bientôt la fièvre s'allume : pouls fort, plein, résistant ; gêne de la respiration avec orthopnée, anxiété extrême ; à cette réaction succède bientôt une période d'affaissement ; les bruits du cœur se voilent, deviennent intermittents ; le gêne de la circulation est extrême ; la face vultueuse ; les extrémités œdématiées et froides; la matité de la région précordiale augmente par suite de la congestion du cœur; les poumons s'engouent; le pouls est faible et misérable; et le malade succombe au milieu d'une espèce d'asphyxie.

Que dire du pronostic et du traitement de la cardite générale, si ce n'est ce que nous avons déjà dit de la péricardite, et ce que nous dirons de l'endocardite, ses deux complications ordinaires?

2° La *cardite partielle* est caractérisée, tantôt par le ramollissement ou l'induration du tissu musculaire du cœur, avec ou sans décoloration, et n'occupant que quelques points du cœur; tantôt par l'existence d'*abcès* ou d'*ulcérations* sur les faces interne et externe du cœur. Les *abcès* sont beaucoup plus rares que les ulcérations; cependant on en trouve un certain nombre de cas dans les auteurs. Ces collections purulentes occupent le plus souvent le ventricule gauche; leur volume n'a rien de fixe: quelquefois de la grosseur d'une petite noix, d'autres fois de la grosseur d'un pois: ces collections contiennent ordinairement, soit un pus véritablement phlegmoneux, soit un pus caséeux et de la consistance du blanc d'œuf cuit, soit un pus séreux légèrement roussâtre et d'une odeur fétide; le pus se trouve quelquefois en contact avec le tissu charnu du cœur, quelquefois il est environné d'un véritable kyste; ces abcès peuvent s'ouvrir dans la cavité ventriculaire ou dans celle du péricarde, et même dans les deux à la fois; dans le premier cas, le sang se mêle au pus contenu dans la cavité de l'abcès, et il se produit souvent un véritable anévrisme du cœur; dans le second cas, le pus est versé dans le péricarde, et ne tarde pas à donner lieu à une péricardite suraiguë; enfin, dans le dernier cas, le sang pénètre dans le péricarde, et la mort est la conséquence ordinaire. Quant aux *ulcérations* qui dépendent de l'inflammation, elles occupent beaucoup plus rarement la surface externe du cœur que la surface interne, et elles envahissent souvent la substance musculaire. On les rencontre plus fréquemment dans les cavités gauches que dans les cavités droites; elles occupent principalement les ventricules et surtout les valvules; elles peuvent être uniques ou tellement nombreuses qu'elles se touchent presque par leurs bords.

Leur étendue varie aussi : elles ont ordinairement d'une ligne à deux de diamètre ; mais on en a vu qui avaient envahi tout le ventricule gauche et détruit la cloison. Leur profondeur ne varie pas moins : elles peuvent être superficielles et se borner à mettre à nu la substance musculaire, qui, dans ce cas, est recouverte d'une légère couche de pus ou parsemée de fongosités ; ou bien elles peuvent avoir d'un quart de ligne à une demi-ligne de profondeur ; dans ce dernier cas, leur fond peut être rouge-écarlate comme une tache de purpura, grisâtre ou noirâtre, tapissé par une fausse membrane, ou souillé de sang. Les ulcérations qui occupent la surface externe ou interne des ventricules peuvent amener, dans les derniers temps de la maladie, une rupture du cœur ; celles qui occupent la surface interne peuvent seules donner naissance à un anévrisme vrai du cœur. Les ulcérations, qui ont pour siége les valvules du cœur, peuvent les perforer et produire une insuffisance. Enfin, dans quelques cas rares, les ulcérations qui occupent la cloison des ventricules peuvent déterminer une communication entre les cavités droites et les cavités gauches, et par suite la *cyanose*.

Les abcès et les ulcérations du cœur ne s'annoncent par aucun signe qui puisse servir à les distinguer des autres affections de cet organe.

Les *ruptures* du cœur sont dues le plus souvent à des ulcérations : lorsqu'elles résultent d'autres causes, c'est ordinairement d'une maladie qui a diminué la cohésion ou l'épaisseur du tissu musculaire, le ramollissement, la dégénérescence graisseuse, etc. ; c'est ordinairement dans le ventricule gauche qu'elles se produisent, sans doute parce que ce ventricule est plus fort, et qu'il se contracte avec plus d'énergie ; car les muscles se rompent le plus souvent par l'énergie de leurs propres contractions. Ces ruptures ont rarement lieu vers la pointe, contrairement à ce que pourrait faire supposer le peu d'épaisseur de cette partie de l'organe. La direction de la déchirure varie : elle est transversale ou oblique, ou bien verticale et parallèle aux fibres musculaires. L'étendue en varie aussi : elle peut avoir de quelques lignes à trois pouces de longueur. Constamment la rupture est limitée par le tissu fibreux du cœur ; les tendons et les orifices sont toujours respectés. Les lèvres de la plaie peuvent être nettes et régulières, ou bien irrégulières, déchiquetées et anfractueuses; son orifice interne est toujours plus étroit que l'externe ; dans quelques circonstances, il est bouché par une concrétion sanguine. Les ruptures du cœur peuvent être simples ou multiples : on en a rencontré jusqu'à cinq chez le même individu. On trouve en même temps, dans le péricarde, un abondant épanchement de sang en partie coagulé, qui tapisse le cœur et cache la solution de continuité.

Ces ruptures reconnaissent le plus souvent pour causes déterminantes de violents efforts, des accès de colère, des violences extérieures, etc. Elles s'annoncent par les symptômes suivants : douleur poignante à la région précordiale, cri aigu, contraction instinctive des membres, pâleur horrible, syncope dans laquelle le malade succombe. Quelquefois la syncope survient un peu moins vite ; et le malade, après avoir resté plus ou moins de temps dans cet état, est pris de symptômes réactionnels qui amènent la mort en quelques heures. Suivant plusieurs auteurs, on voit, dans des cas heureux, tous les symptômes perdre de leur gravité : la respiration et la circulation se rétablir ; le sang se résorber ; une cicatrice se former dans le point de rupture, et la guérison arriver en quinze ou vingt jours. Comme les ruptures du cœur tuent d'une manière presque instantanée, il est toujours difficile de reconnaître la maladie avant que le malade ait succombé; cependant lorsque la mort ne surviendra pas aussi rapidement, on pourra la soupçonner à l'aide des signes précédents, et de ceux qui annoncent un épanchement dans le péricarde. Les ruptures ne peuvent être confondues qu'avec l'apoplexie foudroyante, la rupture du diaphragme, la rupture des gros vaisseaux de la poitrine, ou avec la syncope : l'apoplexie, quelque intense qu'elle soit, n'arrête pas immédiatement les battements du cœur, et ceux-ci conservent leur caractères normaux; les ruptures du diaphragme ne tuent pas non plus d'une manière aussi immédiate ; les syncopes n'empêchent pas d'entendre les battements du cœur et cessent après un certain temps par la position, les stimulants, etc. ; reste la rupture des gros vaisseaux, dans le péricarde surtout, qu'il est impossible de distinguer de la rupture du cœur autrement que par les antécédents des malades.

La rupture peut affecter non-seulement les parois musculaires du cœur, mais encore les colonnes charnues et les cordons tendineux de cet organe. C'est également par les violents efforts qu'elle se manifeste. Les symptômes qui l'annoncent surviennent subitement ; à l'instant même les malades sont pris d'une dyspnée extrême, de pâleur, de refroidissement des extrémités, et bientôt de tous les phénomènes généraux des maladies du cœur. L'ensemble de ces symptômes est si remarquable qu'on peut les considérer comme indiquant une rupture, surtout quand ils se montrent après un violent effort. Quant à reconnaître quel est le siége de la rupture, c'est en général fort difficile, à moins qu'on trouve dans la présence des signes physiques des maladies des valvules de quoi fixer le diagnostic.

Parlerons-nous de la gangrène du cœur ? Jamais on ne l'a observée comme terminaison de l'inflammation du tissu de cet organe, et il nous paraît impossible qu'elle se produise, d'abord parce que le tissu musculaire se laisse très-difficilement mortifier, ensuite parce que l'inflammation deviendrait certainement fatale avant d'avoir amené la gangrène.

CHAPITRE III.

DE L'ENDOCARDITE.

On donne le nom d'endocardite à l'inflammation de la membrane interne du cœur. Cette affection, longtemps inconnue, a été entrevue par Corvisart, Franck, Kreysig et Laennec, etc. ; mais c'est en définitive à M. Bouillaud que l'on doit d'avoir, le premier, fixé l'attention sur l'inflammation de la membrane interne du cœur et des gros vaisseaux, et d'avoir montré la corrélation qui existe entre cette maladie et le rhumatisme articulaire aigu.

L'endocardite, comme toutes les phlegmasies des membranes,

peut se présenter à l'état aigu ou à l'état chronique. Nous ne décrirons ici que l'endocardite aiguë ; et pour ce qui regarde l'endocardite chronique, nous renvoyons au chapitre des *Maladies des valvules.*

Caractères anatomiques. Comme l'inflammation aiguë de l'endocarde coïncide très-souvent avec l'artérite aiguë, nous trouvons un très-grand avantage à décrire simultanément les altérations anatomiques de ces deux maladies. Nous renvoyons au chapitre suivant pour la description des altérations anatomiques de l'artérite chronique.

1° *Altérations de la membrane séreuse et du tissu cellulaire sous-jacent.* La rougeur de la membrane interne du cœur et des artères se présente le plus ordinairement comme l'indice d'une phlegmasie de ces vaisseaux ; elle peut manquer cependant lorsque la phlegmasie n'a pas été assez prolongée pour déterminer la stase du sang. Cette rougeur est le plus souvent partielle ; et dans ce cas elle occupe principalement les valvules. Elle présente une teinte plus ou moins vive, tantôt rosée, tantôt écarlate, tantôt violette ou brunâtre ; le plus souvent elle n'est pas uniforme, et elle décroît peu à peu vers les bords ; elle s'accompagne ordinairement de l'injection des vaisseaux capillaires sous-jacents à la membrane interne : cette injection est surtout sensible dans les artères. La nature de cette rougeur a donné lieu a de nombreuses discussions : il s'agissait de savoir si l'on pouvait distinguer anatomiquement la rougeur inflammatoire de celle qui est produite par l'imbibition sanguine : les expériences nombreuses de Laennec et de ses successeurs ont définitivement fixé l'opinion des pathologistes sur la valeur de ce phénomène ; et il est aujourd'hui parfaitement établi que cette rougeur ne suffit pas, *à elle seule,* pour caractériser la nature inflammatoire de la maladie, à moins qu'on trouve quelques-uns des caractères qui appartiennent à la phlegmasie ; cette rougeur perd même toute son importance lorsqu'on la trouve après une longue agonie, dans le cas d'altération manifeste du sang, ou dans celui de décomposition putride très-avancée. L'épaississement de la membrane interne s'observe surtout au niveau des valvules ; le plus souvent il n'est qu'apparent, et il est dû à une fausse membrane placée au-dessus ou au-dessous de la membrane interne; en même temps celle-ci perd de sa transparence et se ramollit. Sa surface externe repose sur du tissu cellulaire ramolli, quelquefois infiltré de matière plastique: aussi voit-on cette membrane se détacher avec la plus grande facilité. Enfin on peut trouver des ulcérations à la face interne du cœur ou des gros vaisseaux, sans aucune lésion des tissus sous-jacents.

2° *Produits de sécrétion.* Comme le cœur et les artères sont le siége d'une circulation continuelle, tous les produits de l'inflammation doivent, en grande partie, être emportés par la force du courant sanguin. Cependant on trouve quelquefois un épanchement de matière plastique sur le bord libre ou adhérent des valvules et dans l'aorte. Baillie, Laennec et Hope disent même en avoir trouvé sur la face libre de la membrane interne des oreillettes, et dans le cœur. La matière plastique est d'abord très-peu adhérente à la membrane interne, mais elle ne tarde pas à s'organiser et à s'unir intimement avec le vaisseau. Toutefois ces fausses membranes sont assez rares. Quant au pus, que sa liquidité dispose encore plus à être emporté par le courant sanguin, on en a souvent trouvé au centre d'un caillot, ou bien retenu dans les mailles que forment les colonnes charnues (M. Bouillaud); ou bien encore dans le tissu cellulaire, sous-jacent à la membrane interne; il est très-rare de trouver du pus dans les artères.

3° *Etat du tissu cardiaque et artériel.* Il est rare de trouver saine la substance musculaire du cœur dans l'endocardite: elle présente toujours quelques modifications dans sa coloration et dans sa consistance; quelquefois même elle est infiltrée de sang ou de pus. La péricardite coïncide assez souvent avec l'endocardite, et présente ses caractères anatomiques ordinaires. Les tuniques artérielles participent souvent à la phlegmasie de la membrane interne, et l'on trouve, indépendamment de l'injection des vasa vasorum, une fragilité considérable de la membrane fibreuse et celluleuse de ces vaisseaux.

4° *Concrétions polypeuses.* La coagulation du sang se fait à l'intérieur du cœur, dans le cas d'endocardite, de la même manière que dans les veines à la suite de la phlébite. Les concrétions se présentent, dans le cœur comme dans les artères, sous la forme de caillots blancs, décolorés, élastiques, glutineux, adhérents aux parois artérielles ou cardiaques, entortillés autour des cordons valvulaires et des colonnes charnues ; ils sont en quelque sorte à demi organisés et fort analogues, ou à la couenne inflammatoire du sang, ou aux pseudo-membranes elles-mêmes. Quelques-uns offrent des points ou des lignes rouges, qui ne sont autre chose que des rudiments de vaisseaux. Ces concrétions diffèrent beaucoup sous le rapport du volume et de la configuration : quand elles occupent le cœur, elles se prolongent assez ordinairement dans les gros vaisseaux et sont presque toujours plus volumineuses dans les cavités droites que dans les cavités gauches. Leur maximum d'adhérence est, en général, vers le bord libre des valvules, où l'on en trouve encore quelques fragments, après des lavages réitérés (M. Bouillaud).

Il est inutile d'ajouter que si la résolution de la maladie n'est pas complète, l'épaississement de la membrane interne et du tissu sous-jacent devient permanent, que les pseudo-membranes et les caillots qui adhèrent à la surface s'organisent, et que toutes ces productions accidentelles peuvent subir des transformations analogues. Au reste, on trouvera tout ce qui est relatif aux caractères anatomiques de l'endocardite chronique, à l'article *Caractères anatomiques des maladies des valvules.*

Causes. Les causes de l'endocardite, comme celles de la péricardite, sont *mécaniques, physiologiques* ou *pathologiques.* Les premières comprennent les chutes, les coups, les pressions sur la région précordiale, les plaies du cœur, etc. ; les secondes embrassent toutes les causes qui activent fortement les fonctions circulatoires, comme la jeunesse, une alimentation excitante, la pléthore, etc. ; enfin nous plaçons dans les troisièmes la suppression brusque de la transpiration cutanée, la propagation d'une phlegmasie des poumons, de la plèvre ou des gros vaisseaux, certaines maladies qui ont pour résultat d'altérer plus ou moins le sang (l'infection purulente, les affections typhoïdes, les fièvres éruptives, peut-être la syphilis), l'action de certains agents toxiques, enfin le rhumatisme articulaire aigu (cette cause si puissante, signalée par M. Bouillaud).

Symptômes. A. *Symptômes généraux.*—Vive *réaction fébrile* avec sécheresse de la peau et soif vive; l'*attitude* du malade, sans être aussi contrainte que celle qu'on observe dans la péricardite, est toujours mêlée d'un certain trouble et d'une certaine anxiété, qui peut aller jusqu'à l'angoisse la plus insupportable lorsque la circulation s'embarrasse; *face* injectée, mais peu altérée, elle n'est ni pourpre, ni gonflée; la *respiration* est légèrement accélérée; mais lorsque le malade est tranquille, il n'a que peu ou point d'oppression; *pouls* plein, fort, dur et régulier; sa fréquence varie entre 90 et 120 pulsations. Tels sont les signes généraux qui annoncent l'endocardite au début, et pendant que la circulation continue à se faire librement. Il est cependant un certain nombre de cas dans lesquels on rencontre quelques-uns des symptômes que nous allons énumérer bientôt, tels que la faiblesse, l'irrégularité, les intermittences, les inégalités de battements du cœur, l'orthopnée, l'anxiété, bien qu'on ne puisse trouver aucune cause mécanique qui en rende compte. Mais ces symptômes n'existent que pendant un temps très-court, et ne sont jamais très-prononcés. Nous avons déjà vu qu'on observe quelque chose d'analogue dans la péricardite, et il est probable que ces symptômes se développent, dans les deux circonstances, sous l'influence d'un trouble nerveux, d'une augmentation d'irritabilité.

Lorsque la circulation cardiaque est fort gênée, quelle qu'en soit la cause (altérations des valvules ou polypes du cœur), on voit se dérouler cette série de symptômes graves, qui annoncent toujours une gêne considérable de la circulation; le *pouls* devient faible, irrégulier, inégal, intermittent et excessivement fréquent, de 140 à 160 : il contraste souvent par ces caractères avec la violence extraordinaire des battements du cœur. (Quelquefois il y a deux battements du cœur pour une diastole du pouls, parce que le cœur ne chasse qu'une trop petite quantité de sang pour que l'ondulation puisse se transmettre jusqu'à l'artère radiale.) De cette gêne de la circulation résultent encore une *pâleur* affreuse, une *anxiété* extrême, avec tendance à la syncope et à la suffocation, qui forcent le malade à garder la position verticale, une *teinte violette* ou *livide* des téguments, l'*œdème* de la face et des extrémités avec refroidissement général, quelque *trouble de l'intelligence*, et plus tard des *syncopes* continuelles, de légers mouvements convulsifs, une respiration stertoreuse avec écume à la bouche, enfin la mort.

B. *Symptômes locaux.* — 1° *Symptômes physiologiques.* La *douleur* n'est pas constante ; mais il y a toujours un sentiment indéfinissable de malaise, d'embarras, d'anxiété vers la région précordiale ; pendant la première période de l'endocardite, les *battements* du cœur sont forts, pleins et réguliers ; quand la gêne circulatoire survient, ils perdent tous ces caractères et deviennent irréguliers, inégaux, intermittents ; ils sont quelquefois en désaccord, sous le rapport de la force et du nombre, avec les battements artériels ; enfin, on a noté comme symptôme de l'endocardite la *voussure* de la région précordiale ; mais il est impossible d'admettre l'existence de ce symptôme, à moins qu'il existe en même temps un épanchement dans le péricarde. 2° *Symptômes physiques. Percussion.* La *matité* à la percussion est augmentée : suivant M. Bouillaud, elle pourrait être de 4, 9, et même 16 pouces carrés. Il est difficile de s'expliquer cette augmentation de volume du cœur, à moins de l'attribuer, comme le dit Hope, à la distension des cavités de cet organe par le sang ou par des concrétions polypeuses. Nous sommes donc porté à croire, avec ce dernier auteur, que, dans l'endocardite, la matité n'augmente que de peu, à moins que la circulation cardiaque soit considérablement gênée ; au reste, cette matité, lorsqu'elle existe, se distingue de celle qui appartient à un épanchement dans le péricarde, en ce que l'impulsion du cœur soulève *sensiblement* les parois de la poitrine, et est isochrone avec le premier bruit ; tandis que, dans le cas d'épanchement, l'impulsion est peu distincte, ondulatoire et non isochrone avec le pouls ; en ce que les bruits du cœur sont parfaitement clairs et distincts et non éloignés, pendant que dans l'épanchement ils sont faibles, étouffés et comme éloignés ; enfin, en ce que la matité est étendue surtout transversalement, tandis que, dans la péricardite, elle s'étend principalement en haut.

Auscultation. L'auscultation fait percevoir un *murmure* (bruit de souffle), qui accompagne un seul bruit du cœur ou tous deux à la fois. Si ce murmure coïncide avec le premier bruit, on en conclura que l'inflammation a donné lieu à un rétrécissement de l'un ou de l'autre orifice artériel, ou à une insuffisance des valvules auriculo-ventriculaires droites ou gauches, peut être même aux deux affections à la fois; si ce murmure coïncide avec le second bruit, on en pourra conclure une insuffisance des valvules semi-lunaires ou aortiques, et peut-être un rétrécissement de l'un ou de l'autre orifice auriculo-ventriculaire; car il est rare que le rétrécissement de ces derniers orifices soit poussé assez loin dans l'endocardite aiguë pour donner lieu à un murmure. Au reste, dans l'immense majorité des cas, les altérations et les murmures sont bornés au cœur gauche. (Voir pour plus de détails le chapitre des *Modifications des bruits du cœur*, article *Murmures intra-cardiaques*, et le chapitre *Maladies des valvules*, article *Symptômes physiques.*)

Lorsque les concrétions polypeuses obstruent presque complètement le cœur, on entend à peine les bruits anormaux; et les bruits du cœur eux-mêmes perdent leur caractère sonore. (Voy. *Polypes du cœur.*)

Diagnostic. Les nombreux détails dans lesquels nous sommes entré à propos du diagnostic différentiel de la péricardite, et les points multipliés de contact qui existent entre cette maladie et l'endocardite nous laissent peu à dire sur ce point. Règle générale: lorsqu'on sera appelé auprès d'un malade qui présentera : 1° une violente réaction fébrile; 2° une vive impulsion du cœur, et 3° un murmure intra-cardiaque (bruit de souffle) qui n'existait pas auparavant, on pourra admettre l'existence d'une endocardite. Il est un point sur lequel nous insisterons, c'est le diagnostic différentiel de la péricardite et de l'endocardite : indépendamment de quelques différences dans les symptômes généraux (comme la plus grande intensité de la douleur dans la péricardite, et la rapidité avec laquelle il y survient des accidents graves), le diagnostic différentiel de ces deux maladies repose en grande partie sur le caractère sourd et étouffé que présentent les bruits du cœur dans la péricardite, et sur les différences qui existent entre les bruits de frottement péricardiaques et les murmures valvulaires. Voici donc le moment de faire connaître les caractères différentiels de ces bruits :

Murmures intra-cardiaques valvulaires.	*Bruits de frottement.*
1° Les murmures valvulaires sont toujours profonds et éloignés ;	1° Les bruits de frottement sont toujours superficiels et se passent presque immédiatement sous l'oreille;
2° Ils sont habituellement simples;	2° Ils sont le plus souvent doubles;
3° Ils ont habituellement un caractère doux (celui du bruit de soufflet), au moins dans l'endocardite aiguë;	3° Ils sont rudes; et lorsqu'ils coïncident avec les murmures valvulaires, on les perçoit, en quelque sorte, à travers ceux-ci;
4° Les murmures avec le second bruit ou diastoliques, ne sont presque jamais rudes ;	4° Les bruits diastoliques, qui présentent des caractères rudes, sont probablement des bruits de frottement;
5° Les murmures valvulaires, une fois établis, ne changent que très-lentement de nature et jamais de siége.	5° Les bruits de frottement changent rapidement et fréquemment de nature et de siége.

Formes, marche, durée et *terminaisons.* L'endocardite peut revêtir *trois formes* bien tranchées : la forme *inflammatoire,* qui se développe le plus souvent sous l'influence de causes physiques et aussi de la suppression de la transpiration ; la forme *rhumatismale,* et enfin la forme *putride* ou *typhoïde,* qui se montre dans les maladies où le fluide sanguin est altéré. Sa *marche* peut être simple et régulière ; elle peut accomplir tous ses périodes dans l'intervalle de temps ordinaire, ou bien être entravée par des accidents ou des complications.

Lorsqu'on soumet de bonne heure une endocardite à un traitement actif et bien dirigé, il n'est pas rare de la voir se terminer heureusement en quatre ou cinq jours : sa durée ordinaire est de six à huit; elle peut se terminer par une résolution complète, c'est-à-dire sans qu'il reste trace des murmures valvulaires; mais lorsque ces murmures se prolongent au-delà de huit ou dix jours, il est à craindre qu'ils ne persistent pendant quelques semaines, et même qu'ils ne deviennent permanents, et que l'endocardite passe à l'état chronique. Cette terminaison par une maladie des valvules est la plus commune, parce que l'on ne soumet pas le malade à un traitement suffisamment prolongé, et parce que l'on traite trop légèrement la maladie grave (le rhumatisme aigu), qui est presque toujours la cause de l'endocardite aiguë. La terminaison par la mort n'est pas commune.

Pronostic. Le pronostic varie suivant une foule de circonstances dépendant, soit de l'individu affecté, soit de la maladie elle-même. Ce pronostic est en général assez favorable, du moins en ce qui touche à l'existence immédiate du malade. Elle peut cependant se terminer par la mort en deux ou trois jours; mais l'endocardite est surtout grave, en ce qu'elle laisse souvent après elle des altérations organiques, qui s'accroissent successivement d'une manière peu appréciable, empoisonnent les jours du malade, et le conduisent nécessairement à une terminaison fatale.

Traitement. Le traitement de l'endocardite aiguë ne doit être ni moins prompt ni moins vigoureux que celui de la péricardite : il ne faut pas se laisser abuser par la légèreté apparente des symptômes, et on ne doit jamais oublier qu'il peut survenir une altération organique des valvules, dont il faut éviter le développement.

Lorsqu'on est appelé pour une endocardite qui commence, si le malade est bien constitué et jeune, on doit lui appliquer le traitement antiphlogistique dans toute sa rigueur : les saignées répétées, suivant la méthode de M. Bouillaud, trouveront là leur place et donneront les meilleurs résultats. Lorsque le sujet est faible ou très-âgé, lorsqu'il est affecté d'une maladie antérieure, ou qu'il est sous le coup d'une fonction débilitante, il y a avantage à ne pratiquer qu'une saignée générale, et à multiplier les saignées locales (sangsues, ventouses); dans quelques circonstances enfin où l'endocardite ne compose qu'un très-faible élément de la maladie (comme dans certains rhumatismes articulaires aigus), on peut, lorsque les symptômes généraux ne sont pas graves, se borner au traitement de l'affection primitive : nous avons vu des endocardites rhumatismales guérir sous l'influence du traitement dirigé contre le rhumatisme.

Lorsqu'on a épuisé sans résultat contre l'endocardite tous les moyens antiphlogistiques, tels que les saignées générales et locales, les boissons délayantes, les cataplasmes, les bains généraux, le repos et la diète; ou lorsque la faiblesse ou quelques conditions particulières s'opposent à leur application, il convient de recourir aux vésicatoires répétés sur la région précordiale. C'est un excellent moyen; et si l'on place sur la surface dénudée du derme de 30 à 40 centigrammes de poudre de digitale, on diminue souvent notablement le sentiment de malaise que le malade éprouve à la région du cœur; presque toujours il convient de joindre à l'emploi des vésicatoires celui des révulsifs sur le canal intestinal; enfin, lorsqu'on pourra craindre que l'endocardite passe à l'état chronique, on posera sur la région du cœur un cautère profond que l'on fera suppurer et que l'on maintiendra ouvert, afin d'exercer une puissante révulsion, en même temps qu'on placera le malade dans un état de repos absolu, et qu'on le soumettra à un régime peu excitant. C'est dans ce dernier cas qu'on pourra recourir avec avantage au traitement d'Hamilton, c'est-dire à des frictions mercurielles sur la région du cœur, et, à l'intérieur, au mercure combiné avec l'opium; on y joindra l'usage de la jusquiame et de la digitale à l'intérieur.

CHAPITRE IV.

DE L'ARTÉRITE.

L'artérite est l'inflammation des tubes artériels; elle peut être aiguë ou chronique:

Artérite aiguë. Nous avons peu de choses à dire de l'artérite aiguë, et surtout de l'inflammation aiguë qui occupe les gros vaisseaux qui partent du cœur. Nous avons décrit, à l'article *Endocardite*, les altérations anatomiques qui lui sont communes avec celles de cette maladie. Il est extrêmement rare de rencontrer une inflammation aiguë des gros vaisseaux, indépendamment de l'inflammation de la membrane interne du cœur; ces inflammations sont toujours très-difficiles à reconnaître, parce que ces vaisseaux, par leur position, sont presque entièrement dérobés à notre investigation. On pourra cependant soupçonner l'inflammation de l'aorte lorsqu'on trouvera les battements de cette artère augmentés de force, des douleurs sourdes et profondes, comme rhumatismales, sur le trajet de ce vaisseau, avec sensation de chaleur, de malaise dans cette région. Si à ces symptômes se joignent la présence dans cette artère d'un murmure plus ou moins rude, court et brusque, qui ne s'entendait pas auparavant, et l'ensemble des symptômes généraux qu'on décrit sous le nom de *fièvre inflammatoire*, on pourra admettre avec quelque certitude l'existence d'une *aortite*. L'inflammation peut affecter séparément la crosse de l'aorte, l'aorte pectorale et abdominale : elle peut commencer par l'endocarde et de là s'étendre au reste de l'aorte, ou commencer plus ou moins loin du cœur (dans un membre, par exemple, après la ligature d'une artère), et de là s'étendre vers le cœur. Quant à l'*inflammation de l'artère pulmonaire*, elle est encore bien plus difficile à reconnaître que l'aortite aiguë : Broussais signalait comme caractères de cette inflammation les signes d'une hypertrophie des cavités droites du cœur, avec sentiment d'ardeur brûlante dans la poitrine, ou l'existence d'une inflammation où d'une hémorrhagie pulmonaire opiniâtre avec battements violents et sensibilité très-vive. Nous n'avons pas besoin d'insister sur le peu de fondement de ces signes; pour nous, nous pensons qu'il suffit, pour assurer l'existence de cette inflammation, de trouver, avec un ensemble de symptômes généraux graves, un murmure plus ou moins rude sur le trajet bien connu de cette artère, et avec les caractères qui appartiennent ordinairement à ces murmures. Que dire des causes, du pronostic et du traitement de ces maladies, si ce n'est ce que nous avons dit de l'endocardite elle-même?

Artérite chronique. L'inflammation chronique est beaucoup plus fréquente dans les gros vaisseaux que l'inflammation aiguë. Les altérations anatomiques de cette maladie peuvent affecter la membrane interne, le tissu cellulaire sous-séreux, la membrane moyenne, quelquefois la membrane celluleuse des artères, et le plus souvent tous ces tissus à la fois.

Les altérations des membranes consistent principalement dans une coloration rouge-foncé ou rouge-sale de la membrane interne, dans un épaississement considérable de cette membrane avec diminution dans sa consistance, perte de transparence, facilité anomale à se détacher des tissus sous-jacents. Toutes les parois artérielles participent ordinairement à l'épaississement : elles s'hypertrophient en perdant leur élasticité, et se dilatent peu à peu. La présence des produits de nouvelle formation imprime encore une nouvelle forme à l'artérite : le tissu cellulaire sous-jacent à la membrane interne s'infiltre d'une matière opaque, d'un jaune-paille, qui approche par sa consistance de la cire jaune ou du fromage (productions *stéatomateuses*), ou d'une matière d'un blanc sale, ayant la consistance d'une pâte friable, quelquefois comme purulente, d'autre fois d'une matière d'un aspect fibreux ou ligamenteux (productions *fibreuses*), ou qui est transparente, blanche, et élastique (productions *fibro-cartilagineuses* ou *cartilagineuses*). Bientôt, au milieu de ces plaques cartilagineuses ou fibro-cartilagineuses, d'autres fois au milieu des productions stéatomateuses, se déposent des produits calcaires, sous une forme irrégulière, comme du mastic ou du mortier, ou sous forme de plaques et d'écailles. Ces productions calcaires diffèrent essentiellement du tissu osseux naturel; et alors même qu'elles se sont développées au milieu d'un cartilage, elles ne présentent jamais ni l'organisation, ni l'arrangement particulier du tissu osseux; c'est une espèce de cristallisation irrégulière et homogène sans aucun arrangement déterminé, sans vitalité propre, et qui ne contient qu'une très-petite quantité de matière animale (phosphate de chaux, 65,5; matière animale 34,5). Presque constamment ces produits morbides, surtout les calcaires, entraînent par la suite la destruction et l'ulcération de la membrane interne des artères. Les ossifications (1) peuvent occuper une partie ou

(1) Serait-il vrai que, dans tous les cas, les productions morbides dont nous venons de tracer l'histoire sont le résultat d'une inflammation chronique? Ne peut-on pas admettre que quelques-unes d'elles, et en par-

bien la totalité de la circonférence de l'artère, se borner à une petite étendue du système artériel, ou transformer une partie ou la totalité de ce système en un tube osseux, inflexible ; fréquentes dans l'aorte, elles sont très-rares dans l'artère pulmonaire. Les ulcérations, qui résultent le plus souvent de l'incrustation calcaire dont nous venons de parler, varient en étendue depuis une ligne jusqu'à un pouce ; ordinairement arrondies, elles peuvent être irrégulières, et ne consister quelquefois qu'en une fente transversale, fermée souvent par un caillot décoloré ; leurs bords sont plus ou moins épais et inégaux : ils présentent un aspect sale et sanieux ; la profondeur de ces ulcérations varie : dans quelques cas, elles ne sont plus bornées en dehors que par la membrane externe ou celluleuse. C'est le plus souvent par suite de ces ulcérations qu'arrive la production des anévrismes faux. Dans certains cas, les plaques cartilagineuses ou osseuses, les dépôts de matière calcaire, etc., se faisant à l'intérieur de l'artère, il en résulte un rétrécissement considérable de son calibre, et ce rétrécissement peut aller jusqu'à l'oblitération com-

---

ticulier les productions calcaires, peuvent se produire indépendamment de l'inflammation ? Leur présence si fréquente chez les vieillards, leur dissémination souvent irrégulière, l'absence de toute altération de la membrane qui les recouvre, l'absence de signes locaux et généraux, tout cela ne suffit-il pas pour établir la nature non inflammatoire de ces altérations ? Resterait à savoir, en ce cas, la cause de ces productions : ne serait-elle pas dans la dépravation d'action du tissu artériel, survenue, comme le pense Hope, sous l'influence de la distension excessive qu'éprouvent les artères par la force de la circulation ? On sait que lorsqu'une pression et un frottement habituels s'exercent sur certaines parties, il en résulte à la longue une induration : par exemple les excroissances cornées des pieds produites par des chaussures étroites, les callosités des mains produites par des travaux rudes. Ce qui est vrai pour d'autres parties ne peut-il pas l'être pour le tissu artériel ? Les indurations se présentent le plus souvent dans les artères qui sont le plus exposées à une distension extrême, comme la crosse de l'aorte, qui soutient à elle seule toute l'impulsion du ventricule gauche, les artères du cerveau qui sont privées de membrane cellulaire. Elles se rencontrent aussi presque spécialement chez les vieillards, dont le tissu artériel, comme les autres tissus, a perdu de son élasticité et de sa cohésion. Nous ne décidons rien, mais reste un fait important à constater : les dégénérescences des artères et surtout les ossifications ne reconnaissent pas toujours une cause inflammatoire.

plète. En regard de cet état de coarctation des artères, se placent les cas dans lesquels les tubes artériels, privés d'élasticité, se laissent dilater par le choc du sang, ce qui constitue des altérations dont nous parlerons plus tard sous le nom d'*anévrismes par dilatation.*

Les *causes* de l'artérite chronique sont bien peu connues: elle succède souvent à une artérite aiguë, dont le traitement a été mal dirigé, ou qui s'est développée chez des individus d'une mauvaise constitution. L'artérite peut être chronique dès son début, et tenir à des causes chroniques. Parmi ces causes, nous placerons les efforts violents et répétés, certaines professions, et surtout l'hypertrophie du cœur gauche, dont l'action s'exerce d'une manière continue sur les tubes artériels.

Les *symptômes* de l'artérite chronique sont fort obscurs pendant que la maladie n'a pas produit d'altérations profondes dans la texture des vaisseaux. Il est probable que cette maladie doit amener des troubles dans la santé générale; mais comme elle détermine constamment un état pathologique du cœur, il est difficile de lui faire sa part des altérations. Lorsque les artères sont placées à portée de nos moyens d'investigation, on peut reconnaître leur inflammation chronique aux modifications qu'elles éprouvent dans leurs battements et dans leurs bruits (dilatation très-faible, induration, frémissement vibratoire, murmure plus ou moins rude); lorsque, au contraire, les artères sont placées hors de notre portée, comme l'aorte et l'artère pulmonaire, nous ne pouvons plus nous servir que de l'auscultation. Cependant, si nous percevons, dans ces cas, des murmures sur le trajet de ces vaisseaux, nous pouvons soupçonner l'existence d'une artérite chronique; surtout si le malade, à une époque antérieure, a eu une phlegmasie cardiaque ou artérielle, et si les symptômes sont parfaitement circonscrits à un point du système artériel.

L'artérite chronique est une maladie très-grave, car les altérations qu'elle produit ont pour résultats inévitables d'abord la dilatation, et plus tard la rupture ou l'oblitération du tube artériel. Nous renvoyons pour le traitement aux *Maladies des valvules* et aux *Anévrismes de l'aorte.*

DEUXIÈME CLASSE.

MALADIES ORGANIQUES DU CŒUR ET DES GROS VAISSEAUX.

CHAPITRE PREMIER.

HYPERTROPHIE DU CŒUR.

On donne le nom d'hypertrophie à l'augmentation d'épaisseur de la substance musculaire du cœur, résultat d'un accroissement de nutrition de cet organe. Cette affection, que Corvisart avait déjà étudiée sous le nom d'*anévrisme actif*, n'est parfaitement connue que depuis les travaux de Bertin, en 1811.

L'hypertrophie présente les espèces suivantes :

1° *Hypertrophie simple*, dans laquelle les parois sont épaissies et la cavité dilatée ;

2° *Hypertrophie avec dilatation* (*hypertrophie excentrique* ou *anévrismale* de Bertin), qui comprend deux variétés :

Première variété, avec dilatation des cavités et augmentation d'épaisseur des parois ;

Deuxième variété, dans laquelle les parois présentent une épaisseur naturelle et la cavité est dilatée (*hypertrophie par accroissement d'étendue des parois*) ;

3° *Hypertrophie avec contraction* (1) (*hypertrophie concen-*

(1) Avec le docteur Hope, nous avons préféré les dénominations *hypertrophie avec dilatation* et *avec contraction*, aux dénominations adoptées par Bertin, *hypertrophie excentrique* et *concentrique*, bien moins simples et moins exactes ; en outre cette dernière nomenclature a l'inconvénient de désigner sous deux noms différents (*anévrisme vrai* et *hypertrophie excentrique*) la première variété de la dilatation et la deuxième variété de l'hypertrophie, deux affections d'une nature tout-à-fait identique. Comme ces deux affections ne diffèrent que par le degré relatif de l'hypertrophie et de la dilatation, il est facile de sauver la difficulté : il suffit de placer le premier le mot *dilatation*, ou bien celui *hypertrophie*, suivant que l'une ou l'autre de ces affections prédomine. Ainsi, l'*hypertrophie*

trique de Bertin), dans laquelle les parois sont épaissies et la cavité diminuée d'étendue.

Avant de décrire les caractères anatomiques de l'hypertrophie du cœur, nous devons donner une idée des dimensions naturelles de cet organe :

Suivant Laennec « le cœur, y compris les oreillettes, doit » avoir un volume inférieur, égal, ou très-peu supérieur au vo» lume du poing du sujet; les parois du ventricule gauche doi» vent avoir une épaisseur plus que double de celle des parois du » ventricule droit. Leur tissu, plus ferme et plus compacte que » celui des muscles, doit les empêcher de s'affaisser lorsqu'on » ouvre ce ventricule. Le ventricule droit, un peu plus ample » que le gauche, présentant des colonnes charnues plus volu» mineuses malgré la moindre épaisseur de ses parois, doit » s'affaisser après l'incision. » Chez les fœtus et les enfants très-jeunes le ventricule gauche n'a pas des parois proportionnellement aussi épaisses que chez l'adulte. Quant à la capacité plus grande du ventricule droit, elle ne tient pas à la distension sanguine qui s'accomplit dans cette cavité pendant l'agonie; car on retrouve encore cette disposition chez les animaux morts par hémorrhagie. Aux données peu précises fournies par Laennec, M. Bouillaud a substitué des moyennes plus vraies, tirées de la mensuration et de la pondération du cœur. Bien qu'elles ne reposent pas sur un assez grand nombre de faits, elles méritent, jusqu'à nouvel examen, d'être prises en considération. « Chez » un adulte d'une taille ordinaire et bien constitué (*dit-il*), la » moyenne du poids du cœur est de 8 à 9 onces; la moyenne » de la circonférence de cet organe, à sa base, est de 8 à » 9 pouces; la moyenne du diamètre longitudinal et transversal » est de 3 pouces 1/2 (le diamètre transversal l'emporte un peu, » en général, sur le diamètre longitudinal); la moyenne du » diamètre antéro-postérieur est d'environ 2 pouces; la moyenne

---

avec dilatation annonce la prédominance de l'hypertrophie, pendant que *dilatation avec hypertrophie* annonce la prédominance de la dilatation. L'*hypertrophie par accroissement d'étendue des parois* (sans altération d'épaisseur) ne prend ce nom que lorsqu'elle coïncide avec les symptômes de l'hypertrophie; elle prend le nom de *dilatation simple* lorsque les symptômes sont ceux de la dilatation.

» de l'épaisseur des parois du ventricule gauche, à la base, est de » 6 à 7 lignes; la moyenne de l'épasseur des parois du ventri- » cule droit à la base est de 2 lignes 1/2 ; la moyenne de l'épais- » seur des parois de l'oreillette gauche est de 1 ligne 1/2 ; la » moyenne de l'épaisseur des parois de l'oreillette droite est » de 1 ligne; la cavité ventriculaire, terme moyen, peut con- » tenir un œuf de poule; toutefois la cavité du ventricule droit » l'emporte un peu sur celle du ventricule gauche (1). »

Caractères anatomiques. L'hypertrophie peut affecter une seule cavité du cœur ou plusieurs en même temps; quelquefois même les affecter toutes. Dans certaines circonstances les parois d'une cavité sont épaissies, pendant que les parois d'une autre sont amincies. Les ventricules sont beaucoup plus sujets à l'hypertrophie que les oreillettes.

1° *Hypertrophie générale.* — Lorsque toutes les cavités du cœur sont hypertrophiées, surtout lorsqu'elles sont en même temps dilatées, le cœur est susceptible de prendre un volume trois ou quatre fois plus considérable qu'à l'état normal; et son poids, qui est ordinairement de 8 à 9 onces, peut être triplé. A mesure que cet organe augmente de volume, il perd de sa forme oblongue, devient sphérique, quelquefois même plus large que long : à peine distingue-t-on sa pointe; en même temps, par suite de la résistance qu'il trouve dans le diaphragme pour s'étendre inférieurement, il prend une position plus horizontale,

(1) MM. Bizot et Clendinning ont attaqué les résultats de M. Bouillaud, relatifs à la mensuration et à la pondération du cœur. Suivant M. Clendinning, le cœur irait en augmentant de poids jusqu'à un âge très-avancé. Voici ses mesures :

POIDS DU COEUR, TERME MOYEN.	HOMMES.	FEMMES.
De 15 à 30 ans.	8° 1/4	8° 1/7
De 30 à 50.	8 1/2	8 1/2
De 50 à 70.	9 1/3	8.
De 70 ans et au-dessus.	9 3/4	8.

Les recherches de M. Bizot sont à peu près d'accord avec celles de M. Clendinning; mais M. Bizot les a en quelque sorte frappées d'interdit quand il a avoué « *qu'il n'avait pas considéré comme maladies du cœur » les altérations qui existaient sans donner lieu aux symptômes con- » nus des maladies de cet organe.....* »

empiète sur la cavité gauche de la poitrine, et refoule quelquefois le bord du poumon jusqu'au niveau du bord inférieur de la quatrième côte; le cœur augmenté de volume obéit toujours à la pesanteur, à moins qu'il soit retenu par des adhérences du péricarde.

2° *Hypertrophie du ventricule gauche.* Ce ventricule est beaucoup plus susceptible d'hypertrophie que le ventricule droit; et lorsqu'il est hypertrophié, il s'étend dans toute la région précordiale, quelquefois même assez loin sous le sternum, ce qui pourrait faire confondre l'impulsion et les bruits du ventricule gauche avec ceux du ventricule droit; ses parois, qui, terme moyen, ont une épaisseur de 1/2 pouce, peuvent atteindre l'épaisseur de 1 pouce 1/2, et quelquefois de 2 pouces. Le maximum de l'épaississement s'observe ordinairement un peu au-dessus du milieu des ventricules, au niveau de l'insertion des colonnes charnues; cet épaississement diminue à mesure qu'on va vers l'orifice aortique, ou vers la pointe. Lorsque l'hypertrophie est simple, elle exagère seulement la forme normale du ventricule, sans l'altérer; mais lorsque l'hypertrophie se fait en dedans et diminue la cavité, le cœur prend une forme globuleuse. Tantôt les colonnes charnues sont hypertrophiées, tantôt elles sont tendues et aplaties, surtout lorsque la dilatation est considérable. La cloison inter-ventriculaire participe ordinairement à l'hypertrophie, mais à un moindre degré que les parois extérieures. Le ventricule droit, lorsqu'il ne participe pas à l'hypertrophie du ventricule gauche, se trouve accolé à la partie supérieure et latérale de ce ventricule : il paraît aplati et diminué de volume; et lorsqu'il est un peu allongé (ce qui arrive le plus souvent), on le dirait enroulé autour du ventricule gauche. Lorsque le ventricule gauche est à la fois hypertrophié et dilaté, sa cavité, qui, terme moyen, peut contenir un œuf de poule, est quelquefois tellement augmentée qu'elle peut admettre la plus grosse orange ou le poing d'un adulte. Au contraire, dans l'hypertrophie avec contraction, sa cavité peut être réduite à la capacité d'une petite noix ou d'un œuf de pigeon.

3° *Hypertrophie du ventricule droit.* Le ventricule droit hypertrophié peut dépasser inférieurement le ventricule gauche, et constituer à lui seul la pointe du cœur; ordinairement l'hypertrophie porte moins sur les parois du ventricule elles-mêmes que sur les colonnes charnues, qui sont naturellement plus nombreuses et plus compliquées que celles du ventricule gauche; dans certains cas même, elle est bornée à cette dernière hypertrophie. Ces colonnes charnues sont quelquefois entrelacées, et attachées d'une manière si curieuse, qu'elles traversent le ventricule droit dans toutes les directions, le subdivisent en divers compartiments et remplissent presque complètement sa cavité. Cette disposition se rencontre plus rarement et est moins prononcée dans le ventricule gauche; rarement l'épaisseur des parois du ventricule droit, qui est, terme moyen, de 2 lignes et 1/2, va-t-elle au-delà de 4 ou 5 lignes; elle peut cependant aller quelquefois jusqu'à 11 et même à 16 lignes: c'est ordinairement près de la base du ventricule droit que l'on trouve le maximum d'épaississement; plus bas, malgré l'hypertrophie des colonnes charnues, les parois sont le plus souvent minces, quelquefois même transparentes dans l'intervalle de ces colonnes. Lorsque la dilatation se joint à l'hypertrophie, la cavité du ventricule droit, qui dans l'état normal peut admettre un œuf de poule, peut admettre en certains cas un œuf d'oie et même davantage. Lorsque, au contraire, la contraction se joint à l'hypertrophie, la cavité peut être rétrécie au point de ne pouvoir contenir un œuf de pigeon. Au reste, il est rare que l'on observe cette dernière disposition, à moins qu'il y ait en même temps des vices de conformation du cœur.

4° *Hypertrophie partielle.* Cette hypertrophie, que nous avons vu bornée à un seul ventricule, peut encore être partielle, c'est-à-dire bornée à quelques points: par exemple, à la base, à la cloison inter-ventriculaire, à la pointe, aux colonnes charnues, ou aux parois extérieures, pendant que le reste de la cavité demeure sain. Il y a plus : un ventricule épaissi peut être contracté dans un point et dilaté dans un autre. C'est dans ces cas mixtes, comme le dit judicieusement Hope, qu'il faut tenir compte des conditions opposées, balancer l'hypertrophie et l'amincissement, la dilatation et la contraction, afin de déterminer quelle est l'affection prédominante.

5° *Hypertrophie des oreillettes.* Elle coïncide presque constamment avec la dilatation de ces cavités; cependant l'hypertrophie simple et l'hypertrophie avec contraction de ces cavités ne sont pas sans exemple. Elle affecte uniformément toute l'étendue des parois; mais elle est ordinairement à son maximum dans les appendices et surtout dans les bandelettes musculaires: aussi prend-elle une plus grande extension dans l'oreillette droite, qui possède des bandelettes plus larges et plus nombreuses que l'oreillette gauche. Cet épaississement peut être porté au point de donner à l'oreillette droite l'épaisseur du ventricule droit. Pour l'oreillette gauche, cet épaississement ne va pas au-delà du double de son épaisseur naturelle, qui est de 1 ligne et 1/2.

Dans l'hypertrophie, la substance musculaire du cœur est ordinairement plus ferme et plus rouge qu'à l'état naturel, mais quelquefois plus flasque et plus pâle. L'augmentation de fermeté de la substance musculaire peut être telle, qu'elle constitue une *induration*, affection distincte qui ne consiste pas dans un accroissement, mais dans une altération de nutrition, c'est-à-dire dans une augmentation de densité des molécules élémentaires de la partie.

Lorsque l'hypertrophie succède à l'endocardite ou à la péricardite, et dans quelques autres circonstances, on trouve des altérations particulières des membranes, telles que des adhérences ou autres altérations du péricarde, l'épaississement ou l'opacité des valvules et de leurs cordons tendineux. Dans le cas d'hypertrophie considérable avec dilatation, les valvules sont le plus souvent épaissies et opaques.

Causes. Toutes les fois qu'un muscle augmente d'action, il y a augmentation d'afflux du sang, et par suite accroissement proportionnel de nutrition. Ce qu'on observe des bras des forgerons, des jambes des danseurs, on l'observe encore pour le cœur; quand cet organe se trouve, par une cause quelconque, surexcité à des mouvements extraordinaires, il en résulte un accroissement d'activité dans sa circulation propre, et par suite une augmentation de nutrition. A mesure que les parois s'épaississent, la puissance contractile augmente; ces effets s'ajoutant à la cause augmentent encore l'activité d'action du cœur et accroissent d'autant la maladie. Le ventricule gauche est plus disposé à l'hypertrophie que le ventricule droit, et le ventricule droit que les oreillettes. La raison en est simple : la résistance qu'opposent les muscles à la force qui les distend est exactement proportionnelle à leur épaisseur. Or, comme nous l'avons dit, l'acte de résistance, stimulant l'activité de la circulation, détermine un accroissement de nutrition. Donc l'hypertrophie doit se montrer plus souvent dans les muscles les plus résistants, c'est-à-dire les plus épais. En appliquant cette théorie au cœur, nous trouvons que l'épaisseur des ventricules est proportionnelle aux poids qu'ils sont chargés de mouvoir; et l'on comprend facilement comment une force, qui serait assez puissante pour vaincre la résistance et pour amener la dilatation du ventricule droit, ne jouerait que le rôle de stimulus par rapport au ventricule gauche et n'y produirait que l'hypertrophie; il ne faut cependant pas croire que lorsque le ventricule gauche s'hypertrophie, il ne puisse pas se dilater en même temps, et que lorsque le ventricule droit se dilate, il ne puisse s'hypertrophier. L'observation prouve, au contraire, que dans les deux côtés du cœur l'hypertrophie avec dilatation est la forme la plus commune. Il résulte de ce qui précède que nous n'adoptons pas l'hypothèse de MM. Bertin et Bouillaud, qui explique la fréquence plus grande de l'hypertrophie dans le ventricule gauche par la nature plus stimulante du sang qui le parcourt. Le fait que ces auteurs apportent à l'appui (c'est-à-dire que dans le cas de persistance du trou de Botal, dans lequel le sang artériel passe en certaine quantité dans le ventricule droit, ce ventricule s'hypertrophie constamment), ne prouve rien pour leur système; car le sang artériel, qui est un stimulant morbide pour les cavités droites, ne peut jamais être qu'un stimulant naturel pour les cavités gauches; s'il en était autrement, l'oreillette gauche devrait être plus souvent hypertrophiée que l'oreillette droite, tandis qu'il arrive le contraire.

1° *Causes prédisposantes.* Parmi ces causes, nous placerons toutes celles qui tendent à augmenter la pression que le sang exerce normalement contre les parois du cœur : ainsi, certains vices de conformation des organes circulatoires, comme l'étroitesse congéniale de l'aorte ou de l'artère pulmonaire, une disproportion originelle entre les diverses cavités du cœur, la pléthore, une disposition innée et héréditaire, etc.

Causes déterminantes. 1° *Causes physiques.* Ce sont toutes celles qui peuvent accélérer ou gêner la circulation et augmenter la pression que le sang exerce sur le cœur. Cette classe comprend tous les efforts violents et prolongés (causes qui accélèrent la circulation) ; les altérations nombreuses de l'aorte, des valvules du cœur et du péricarde (entre autres les adhérences péricardiaques) ; certaines affections du poumon (emphysème, asthme, catarrhe chronique) ; toutes les affections de l'abdomen que peuvent amener le refoulement du diaphragme, l'usage des corsets trop serrés, etc., toutes causes qui agissent en gênant la circulation, et qui augmentent la pression que le sang exerce sur le cœur ; 2° *causes physiologiques :* toutes les émotions morales, tous les dérangements de l'innervation qui peuvent amener des palpitations fréquentes ; 3° *causes pathologiques :* l'inflammation, soit du cœur lui-même, soit de ses deux enveloppes séreuses. Jusqu'ici nous avons considéré le développement de l'hypertrophie comme subordonné seulement à des causes mécaniques ; mais il est bien démontré aujourd'hui que l'inflammation chronique dès le début, ou consécutive à une inflammation aiguë, peut déterminer l'hypertrophie d'un organe musculaire : on ne peut donc se refuser d'appliquer cette conclusion à l'organe central de la circulation. Par suite, on est forcé d'admettre que lorsqu'une lésion organique, fruit d'une inflammation, a déterminé une hypertrophie, l'inflammation elle-même a contribué pour sa part à la production de cette hypertrophie.

Voyons maintenant comment les causes mécaniques, qui sont les plus fréquentes, agissent dans la production de cette maladie, c'est-à-dire dans quel ordre les diverses parties du cœur s'hypertrophient, lorsqu'elles trouvent un obstacle à la circulation.

Règle générale : tout obstacle à la circulation agit d'abord sur la cavité qui est située derrière lui : ainsi, les obstacles situés dans le système aortique ou à l'orifice de l'aorte, agissent primitivement sur le ventricule gauche ; ces obstacles ajoutent à la pression que la circulation artérielle exerce sur lui ; le ventricule a donc alors à lutter contre un plus grand nombre de causes d'hypertrophie, hypertrophie à laquelle il est d'ailleurs prédisposé par l'épaisseur plus grande de ses parois. L'oreillette gauche reste saine pendant que le ventricule chasse complètement le sang qu'il contient, parce qu'elle est protégée par la valvule auriculo-ventriculaire ; mais aussitôt que le cœur n'a plus la force de se débarrasser complètement, il en résulte un obstacle au passage du sang de l'oreillette ; obstacle dont l'influence se propage en arrière, à travers les poumons, jusqu'au côté droit du cœur, y développe la même série de phénomènes, et par suite une hypertrophie de toutes les cavités, ou seulement de celles qui, par leur disposition, ont la plus grande tendance à cette transformation morbide. Lorsque l'orifice auriculo-ventriculaire gauche est retréci, surtout si le rétrécissement est considérable, le ventricule gauche, situé au-devant de l'obstacle, ne recevant plus qu'une quantité de sang insuffisante pour le stimuler normalement, s'amincit et se ramollit quelquefois. Mais l'oreillette gauche, qui, en même temps qu'elle lutte contre l'obstacle situé au-devant d'elle, a à soutenir la pression du sang qui lui arrive continuellement des poumons, s'hypertrophie et se dilate constamment. Cet engorgement de l'oreillette gauche ne tarde pas à se propager à travers les poumons jusque dans le ventricule droit, dont il détermine souvent la dilatation et l'hypertrophie. C'est évidemment dans ces circonstances où la pression s'exerce à travers les poumons sur le ventricule droit, que ceux-ci souffrent le plus ; car ils reçoivent constamment une quantité de sang beaucoup plus considérable que celle dont ils peuvent se débarrasser. L'insuffisance de la valvule mitrale n'exerce pas sur l'oreillette gauche et sur les poumons une influence moins dangereuse que le rétrécissement de l'orifice correspondant : car l'oreillette supporte, en ce cas, toute la pression de la contraction des ventricules. Aussi les cavités droites subissent-elles les mêmes altérations que dans le cas précédent.

Lorsque l'obstacle à la circulation a son siége primitivement dans les poumons, il exerce d'abord son influence sur le ventricule droit qui est immédiatement placé derrière lui, puis plus tard sur l'oreillette droite, de la même manière que pour les cavités gauches. Cet engorgement de l'oreillette droite met un grand obstacle au retour du sang veineux de toute l'économie ; ce retard se propage, par l'intermédiaire des capillaires, au système artériel, et enfin jusqu'au cœur. C'est ainsi que s'explique comment les cavités gauches s'hypertrophient par suite d'un obstacle situé derrière elles dans le trajet de la circulation, et comment, par exemple, le ventricule gauche s'hypertrophie par suite d'un rétrécissement de l'orifice auriculo-ventriculaire gauche.

Ajoutons que les causes déterminantes de l'hypertrophie sont en même temps celles de la dilatation, et que, tout étant égal, c'est de la force proportionnelle de la cause par rapport à l'énergie réactionnelle de la cavité que dépend la production de l'hypertrophie, de la dilatation, ou de ces deux affections à la fois : par conséquent, on peut dire en général qu'une congestion constante détermine une dilatation, tandis qu'un obstacle à la circulation, sans engorgement constant de la cavité, détermine plutôt une hypertrophie.

L'hypertrophie, la dilatation et la contraction, se combinant diversement dans les cavités du cœur, donnent lieu à des affections complexes, qui varient en fréquence, et dont Hope nous a fourni le tableau en commençant par les plus fréquentes :

POUR LES VENTRICULES.

1° Hypertrophie avec dilatation du ventricule gauche; même maladie du ventricule droit, mais moins prononcée;
2° Hypertrophie avec dilatation du ventricule gauche, simple dilatation du ventricule droit;
3° Dilatation simple des deux ventricules;
4° Simple hypertrophie du ventricule gauche;
5° Dilatation avec amincissement du ventricule gauche;
6° Hypertrophie avec contraction du ventricule gauche;
7° Hypertrophie avec contraction du ventricule droit.

POUR LES OREILLETTES.

1° Distension des oreillettes, surtout de la droite, par suite de congestion, d'agonie;
2° Dilatation avec hypertrophie;
3° Simple hypertrophie;
4° Hypertrophie avec contraction (presque inconnue).

Symptômes (1). A. *Symptômes généraux* (2). — Pendant que l'hypertrophie n'est pas très-considérable et que le malade conserve le repos, il n'éprouve que peu ou point de *dyspnée*, mais qui revient ordinairement d'une manière régulière et par accès. Dans l'hypertrophie simple, ces accès n'ont pas un caractère grave : ce n'est que lorsque les congestions séreuses se sont opérées que la dyspnée devient un état presque habituel. En général, il n'y a que peu ou point de *toux* au commencement de l'hypertrophie : elle survient avec l'hydropisie extérieure et surtout avec la congestion sanguinolente des poumons, mais jamais, à moins de complication, elle n'est très-considérable. Les *hémoptysies* s'observent quelquefois, mais rarement. Les faits n'ont pas confirmé cette opinion de Bertin, qui faisait jouer au ventricule droit hypertrophié, dans la production de l'hémoptysie, le même rôle que joue par rapport au cerveau le ventricule gauche. C'est que, comme le fait remarquer M. Bouillaud, les maladies de l'artère pulmonaire sont rares, ensorte que l'hypertrophie du ventricule droit n'est presque jamais considérable, à moins que la cavité soit diminuée et avec elle la quantité du sang qu'il chasse dans les poumons ; enfin lorsque les vaisseaux pulmonaires s'engorgent, la respiration s'accélère et devient plus grande, de manière à présenter à cette quantité de sang plus grande une sur-

---

(1) Tout ce que nous allons dire ici ne s'appliquera qu'à l'hypertrophie simple, c'est-à-dire sans complication de maladie des valvules et des gros vaisseaux. Nous tracerons incidemment les symptômes de l'hypertrophie avec dilatation (qui n'est au fond qu'un état plus avancé de la même maladie), et ceux de l'hypertrophie avec contraction (qui, lorsqu'elle est très-prononcée, constitue un obstacle à la circulation, tout-à-fait semblable à celui que produit une maladie des valvules).

(2) MM. Bertin et Bouillaud ont prétendu que c'était une erreur que de rapporter à l'hypertrophie l'infiltration séreuse et toute cette série de symptômes qui annoncent la gêne de la circulation ; que l'hypertrophie simple sans complication est caractérisée par les signes d'un accroissement d'activité et d'énergie de la circulation. Malgré le respect que nous avons pour les opinions de ces auteurs, nous continuons à rattacher à l'hypertrophie les symptômes précédents, parce que nous pensons que la même activité circulatoire qui fait naître au début les hémorrhagies actives, produit comme effet immédiat, à une période plus avancée, l'engorgement du système capillaire artériel.

face qui soit en rapport de grandeur avec elle. Dans l'hypertrophie sans complication du ventricule gauche, le *pouls* est presque toujours régulier et en rapport direct de force et de volume avec l'épaisseur et la capacité de ce ventricule. Dans l'hypertrophie simple, il est plus fort, plus plein, plus tendu que dans l'état normal : il se renfle graduellement et puissamment ; il s'étend largement, se fait sentir longtemps sous le doigt. Ces caractères sont même plus marqués dans l'hypertrophie avec dilatation. Cependant lorsque la dilatation est portée fort loin, le pouls devient mou et dépressible, quoiqu'il soit encore plein et soutenu. Dans l'hypertrophie avec contraction, il est tendu mais petit ; il s'étend peu sous le doigt ; et lorsque la contraction est considérable, il est faible en même temps que petit. *La force, la largeur, la tension prolongée* du pouls, tels sont les caractères qui dénotent l'hypertrophie du ventricule gauche. Cependant, il faut savoir que, dans quelques cas d'hypertrophie et d'hypertrophie avec dilatation, dans lesquels il y a affaiblissement ou épuisement du système nerveux, quelle qu'en soit la cause (période avancée de la maladie, causes débilitantes), le pouls peut bien ne pas présenter les caractères précédents. Les malades éprouvent souvent quelques *accidents vers la tête :* ce sont tantôt des battements et des douleurs lancinantes plus ou moins fortes dans la tête ; tantôt des vertiges, des tintements d'oreilles, des éblouissements ; tantôt une somnolence léthargique qui prive presque complètement le malade de ses facultés morales et physiques ; tantôt enfin, dans quelques cas, une apoplexie ou une inflammation du cerveau (1).

---

(1) Cette influence, que l'hypertrophie du cœur exerce sur l'hémorrhagie cérébrale, a depuis longtemps fixé l'attention des pathologistes : tour-à-tour rejetée et admise, cette opinion compte aujourd'hui un grand nombre de partisans : parmi eux, MM. Richerand, Bertin et Bouillaud, Bricheteau, Hope, etc. Cette question nous paraît maintenant définitivement résolue en ce sens, malgré les travaux de M. Rochoux. Il ne faut cependant pas oublier que l'ossification des artères cérébrales, si commune chez les vieillards, constitue à elle seule une cause suffisante de l'hémorrhagie cérébrale. Au reste, cette altération des vaisseaux se lie en général à une hypertrophie du ventricule gauche, dont souvent

L'*aspect extérieur* du malade ne mérite pas moins notre attention. En général, l'hypertrophie a pour effet d'augmenter la coloration de la peau. Chez les sujets qui sont naturellement fort colorés, la peau prend une teinte extrêmement vive; plus tard, lorsque la circulation capillaire s'embarrasse, les joues présentent des plaques violettes; les lèvres et le nez deviennent pourpres ou livides, et les parties voisines sont jaune-pâle. Chez les sujets, au contraire, dont le teint est naturellement peu coloré, l'hypertrophie n'accroît que légèrement la vascularité générale de la face, et encore est-elle bientôt remplacée par une coloration cadavéreuse et jaunâtre qui s'étend quelquefois jusqu'aux lèvres; les yeux participent souvent à cette congestion générale: ainsi ils sont tantôt brillants et étincelants, tantôt fortement injectés; quant au ramollissement et à la fonte de l'œil, dont Testa a parlé comme d'un accident propre aux maladies du cœur, s'il existe, il arrive fort rarement, et MM. Bertin et Bouillaud l'ont rattaché à l'oblitération des artères ophthalmiques. L'*infiltration séreuse* ne survient qu'à une période fort avancée de la maladie; elle commence le plus souvent par les extrémités inférieures, et devient graduellement générale. Dans un certain nombre de cas d'hypertrophie, on voit survenir des *accidents nerveux*: les malades se plaignent d'une douleur sourde à la région précordiale, douleur qui s'étend habituellement vers l'épaule et même vers le bras gauches, et qui augmente par toute espèce d'exercice.

---

elle est le résultat. Ces deux causes réunies peuvent concourir à faciliter la production de l'apoplexie. L'hypertrophie avec contraction ne produit jamais à elle seule de tels résultats, à cause de la petite quantité de sang que ce ventricule chasse dans le cerveau. Il en est de même de tous les obstacles valvulaires, de tous les rétrécissements des orifices, surtout de celui de l'orifice aortique; mais il faut pour cela que tous ces obstacles soient considérables.

Les hémorrhagies qui surviennent dans l'hypertrophie des ventricules et surtout du ventricule gauche, sont-elles le résultat de l'augmentation d'impulsion de la colonne du sang, chassée par ce ventricule, ou de la distension, de l'engorgement mécanique des vaisseaux? En d'autres termes, ces hémorrhagies sont-elles *actives* ou *passives*?

Nous pensons qu'elles ne sont actives que dans les cas très-rares où il n'existe aucun obstacle à la circulation, et où les tubes artériels sont tout-à-fait intacts: dans tous les autres cas, elles sont passives.

Existe-t-il quelques signes généraux qui puissent faire reconnaître l'hypertrophie d'un des ventricules en particulier? Suivant Corvisart, il suffit d'une plus grande gêne de la respiration. d'une coloration plus foncée de la face pour pouvoir annoncer une hypertrophie du ventricule droit; on a parlé même d'un autre signe, l'expectoration plus fréquente du sang artériel; mais l'expérience n'a pas confirmé ces assertions, et il est prouvé aujourd'hui que les seuls signes généraux qui puissent avoir quelque valeur dans ce diagnostic sont : 1° l'absence de ce pouls large et fort, qui appartient à l'hypertrophie du ventricule gauche; 2° le gonflement des veines jugulaires, accompagné de pulsations isochrones avec celles des artères. Ce dernier signe, que Lancisi avait rapporté à l'anévrisme, c'est-à-dire à l'hypertrophie avec dilatation du ventricule droit, n'est pas toujours (comme le pense M. Bouillaud) le résultat de l'insuffisance de la valvule tricuspide; il dépend souvent d'une hypertrophie avec dilatation du ventricule droit, ainsi que nous l'avons démontré en parlant des symptômes généraux des maladies du cœur. On rattache ordinairement à l'hypertrophie du ventricule gauche le pouls plein, tendu et vibrant, le visage vermeil, les yeux animés, les bouffées de chaleur vers la tête, les étourdissements, les saignements de nez, etc. Il est facile de voir combien ces symptômes sont peu caractéristiques. Il n'existe non plus aucun signe général qui puisse servir à faire distinguer l'hypertrophie des oreillettes d'une maladie ayant son siége dans le ventricule ou l'orifice correspondant.

B. *Symptômes locaux.*—1° *Symptômes physiologiques.* L'hypertrophie ne s'accompagne pas de douleur à la région précordiale; cependant, lorsqu'elle est fort considérable, les malades y éprouvent un sentiment incommode de *gêne* et de poids; les battements du cœur reçoivent un accroissement morbide dans leur force et dans leur fréquence; aussi observe-t-on souvent des *palpitations* fortes, revenant par accès sous l'influence de tous les stimulants, et fatigantes pour le malade, qui a la conscience de la force des battements de son cœur. L'*impulsion* présente des modifications importantes à étudier; en général, elle se perçoit beaucoup plus bas qu'à l'état normal, par suite de l'abaissement de la pointe du cœur. Dans l'*hypertrophie simple*, elle augmente beaucoup en force. Plus la maladie est portée à un haut degré, plus le soulèvement des parois thoraciques se fait d'une manière progressive. Si, à cette impulsion correspondante à la systole, s'ajoute une impulsion diastolique, on peut affirmer que la maladie est encore plus avancée. Cette impulsion diastolique résulte de la diastole des ventricules, qui, pendant ce stade de la contraction du cœur, s'éloignent des parois thoraciques pour s'en rapprocher vers la fin avec une espèce de secousse ou de choc, produit de leur réplétion; elle constitue un signe précieux de l'hypertrophie simple des ventricules et se rencontre encore dans l'hypertrophie avec dilatation et avec contraction, mais elle n'existe jamais à l'état sain ou dans la dilatation, même avec hypertrophie. Il est rare dans l'hypertrophie simple et dans l'hypertrophie avec contraction, que l'impulsion dépasse les limites de la région précordiale. Au reste, dans l'estimation de la force et de l'étendue de l'impulsion, dans les diverses formes de l'hypertrophie, il faut tenir compte de l'épaisseur des parois de la poitrine, de l'état d'embonpoint ou de maigreur, et de l'âge du sujet. Dans l'*hypertrophie avec dilatation*, les signes sont un composé de ceux de l'hypertrophie et de ceux de la dilatation. L'impulsion se compose de chocs brusques et violents, qui, à chaque contraction du cœur, ébranlent toute la poitrine et toute la région épigastrique, quelquefois même tout le corps du malade; l'impulsion diastolique est à son maximum. Les battements des artères superficielles se distinguent souvent à l'œil nu. L'impulsion se perçoit ordinairement dans presque toute l'étendue de la main; mais il n'est pas rare, chez les sujets maigres et chez les enfants, de percevoir l'impulsion jusqu'au haut de la poitrine, quelquefois même en arrière du côté gauche. Dans l'*hypertrophie avec prédominance de dilatation* (1), l'impulsion est ordinairement peu considérable, excepté pendant les palpitations; mais ses caractères diffèrent notablement de ceux qui appartiennent à l'impulsion de l'hypertrophie simple : les battements sont forts, ils

(1) Ou mieux dans la *dilatation avec hypertrophie*.

produisent un bruit analogue à celui d'un coup de marteau; mais ce coup semble frapper un petit espace, il s'épuise en quelque sorte sur les parois thoraciques, et ne communique pas à l'oreille un soulèvement proportionné à sa force. Ces coups diffèrent en un mot de l'impulsion déterminée par une forte hypertrophie en ce que, dans cette dernière, les ventricules gonflés semblent s'adosser dans toute leur longueur aux parois thoraciques qui cèdent à l'effort, tandis que, dans le premier cas, la pointe seule du cœur paraît frapper ces parois d'un coup sec et capable seulement d'y produire une sorte d'ébranlement plutôt qu'un soulèvement réel. Dans l'*hypertrophie avec contraction*, l'impulsion est forte, mais limitée à une petite étendue de la poitrine. Il est rare, dans l'hypertrophie du cœur, que les battements soient irréguliers au début de la maladie; plus tard, au contraire, lorsque les forces du malade sont affaissées, surtout lorsque la mort approche, les battements deviennent irréguliers et intermittents. Cette irrégularité se rencontre encore lorsque le malade est en proie à des accès de dyspnée. L'impulsion du cœur diminue sous l'influence de toutes les causes débilitantes, et très-souvent elle cesse entièrement ou elle ne consiste plus qu'en des battements déprimés chez des sujets en proie à une dyspnée violente, quelle qu'en soit la cause. Dans ces circonstances, les bruits perdent leur netteté; par conséquent, il ne faut rien conclure d'un examen fait dans de pareilles conditions. La *voussure* se rencontre souvent dans les hypertrophies considérables et déjà anciennes; elle résulte de la saillie des côtes et du sternum, et même de l'élargissement des espaces intercostaux.

Symptômes physiques. Percussion: La *matité* de la région précordiale augmente dans les deux premières variétés de l'hypertrophie; elle est surtout considérable dans l'hypertrophie avec dilatation (3, 4 et même 6 pouces de diamètre). Cette matité s'étend surtout transversalement et en bas, et elle donne au doigt qui percute une sensation de résistance que ne donnent jamais ni la dilatation, ni les épanchements du péricarde. Dans l'hypertrophie avec contraction, la matité n'est jamais augmentée.

Auscultation. L'hypertrophie a pour résultat d'amortir l'intensité des bruits du cœur ; dans l'*hypertrophie simple* le premier bruit est sourd et prolongé, et lorsque l'hypertrophie est considérable, il s'éteint presque complètement ; le second bruit est très-faible, et dans les cas extrêmes il est à peine sensible. L'intervalle de repos qui suit le premier bruit est beaucoup plus court qu'à l'ordinaire, parce que ce premier bruit est prolongé. Dans l'*hypertrophie avec contraction*, les deux bruits sont encore plus faibles ; et dans cette forme de l'hypertrophie comme dans la précédente, à peine si l'on entend le premier bruit au-dessous de la clavicule gauche, et à la partie supérieure du sternum ; mais, en général, on entend le second bruit dans ces points. Dans l'*hypertrophie avec dilatation*, les bruits sont à leur maximum ; ils sont plus éclatants que dans toute autre maladie du cœur. Le premier bruit emprunte à la dilatation son commencement clair et brusque, et à l'hypertrophie sa terminaison prolongée ; quant au second bruit, il ne change pas de nature : il est seulement plus clair qu'à l'état normal. Ces bruits se perçoivent souvent dans toute l'étendue de la poitrine, en avant et en arrière, chez les enfants et les sujets amaigris. Dans un très-petit nombre de cas d'hypertrophie avec dilatation, on trouve, au niveau de l'orifice de l'aorte, un petit murmure doux et faible au premier bruit, et qui, suivant Hope, résulte de l'état anémique des sujets affectés. Dans l'*hypertrophie avec prédominance de dilatation*, le premier bruit n'est pas aussi clair que dans la variété précédente ; il n'a pas non plus cette terminaison prolongée, mais il est court et brusque comme le second ; quant au second bruit, il n'est pas altéré, mais il est un peu plus clair qu'à l'ordinaire. Au surplus, dans toutes les formes de l'hypertrophie, les bruits du cœur peuvent être affaiblis par les mêmes causes qui affaiblissent l'impulsion, et dont nous avons déjà parlé.

Les *symptômes locaux*, qui caractérisent l'hypertrophie de chacun des ventricules en particulier, sont les suivants : pour le *ventricule gauche*, l'impulsion se faisant principalement sentir dans la région des cartilages des cinquième, sixième, septième et même huitième côtes, la matité s'étendant surtout dans ce sens ainsi que la voussure ; pour le *ventricule droit*, l'impulsion se percevant à son maximum sous le sternum ou à la région épigastrique, la matité et la voussure occupant surtout le sternum. Il n'existe aucun symptôme local qui puisse servir à faire reconnaître l'*hypertrophie générale des oreillettes*, ou l'hypertrophie de chacune d'elles en particulier.

Diagnostic. L'hypertrophie du cœur se distingue : 1° de la *péricardite* par la nature de la matité, la force et l'énergie de l'impulsion, l'absence des bruits de frottement et des phénomènes réactionnels qui appartiennent à cette maladie; 2° de l'*endocardite*, par l'augmentation d'étendue de la matité, l'absence de murmures, et des phénomènes sympathiques qui accompagnent cette maladie; 3° de la *pleurésie avec épanchement*, qui refoule quelquefois le cœur sous le sternum, par les signes qui annoncent cette altération de siége de l'organe, et l'absence de cette matité de la région postérieure du thorax, qui appartient à la pleurésie; 4° de l'*emphysème pulmonaire* par la sonoréité normale de toute la poitrine, et la matité à la région précordiale. (Voir plus loin pour le *diagnostic de cette dernière maladie, et de la dilatation avec amincissement, des maladies des valvules, et des anévrismes de l'aorte.*)

Marche, terminaisons. La marche de l'hypertrophie est généralement lente et progressive, quelquefois cependant rapide. Pendant que l'hypertrophie est peu considérable et sans complication, elle n'a que peu d'influence sur la santé générale; et les sujets qui en sont affectés peuvent vivre une longue série d'années s'ils usent de modération dans leurs habitudes et dans leur régime; ils éprouvent seulement un peu de gêne dans la respiration et quelques palpitations légères. Mais si ces individus se livrent à la débauche ou s'adonnent à des travaux fatigants, la maladie marche rapidement, et ils succombent à une apoplexie ou à une aggravation de la maladie primitive. La rapidité de cette terminaison funeste est subordonnée à beaucoup de circonstances: à la forme de la maladie (l'hypertrophie avec dilatation est la plus dangereuse de toutes); à ses complications (rétrécissements des orifices, maladies de l'aorte ou de l'artère pulmonaire, maladies fébriles, adhérences du péricarde); à la persistance des causes déterminantes de la maladie; au plus ou moins de force de la constitution du malade.

Pronostic. Favorable au début de la maladie. il devient grave à une époque plus avancée, surtout lorsque l'hydropisie reparaît avec ténacité ; mais il faut tenir compte des conditions dans lesquelles se trouve placé le sujet, et surtout des complications. On parvient généralement, à l'aide d'un traitement rationnel, à guérir radicalement une hypertrophie simple, pourvu que l'individu affecté soit d'une bonne constitution et qu'il n'ait pas dépassé l'âge de quarante ans ; les chances de guérison diminuent après cet âge ; et à cinquante ou cinquante-cinq ans les guérisons deviennent très-difficiles.

Traitement. La première indication qui se présente dans l'hypertrophie est de faire disparaître les causes déterminantes connues de la maladie, comme les exercices corporels, l'intempérance, les émotions morales, etc. ; ensuite on recourra à l'emploi d'un moyen qui a été recommandé de tout temps dans le traitement de cette maladie. Les *déplétions sanguines* ont été diversement employées dans cette affection. Laennec, à l'exemple d'Albertini et de Valsalva, proposait de pratiquer de très-larges saignées, à des intervalles de deux, quatre ou huit jours ; de réduire progressivement la quantité des aliments à quatorze onces par jour. Ce traitement devait être continué pendant plusieurs mois au moins, quelquefois pendant plusieurs années consécutives ; le but proposé par Laennec est de désemplir les cavités du cœur, de diminuer l'action stimulante du sang, et l'activité de la nutrition de l'organe. Le traitement d'Albertini, appliqué dans toute sa rigueur, dépasse le plus souvent le but, et peut hâter la fin des malades. Nous pensons d'ailleurs que l'on peut arriver au même résultat heureux et d'une manière plus avantageuse pour le malade ; voici comment : on tirera six ou huit onces de sang par une saignée du bras, tous les quinze jours ou tous les mois, suivant l'âge ou la force du malade ; on y joindra quelquefois des saignées locales, derrière les oreilles et sur la région précordiale, s'il y a des symptômes de congestion cérébrale ou cardiaque. La nourriture des malades consistera, pendant les deux ou trois premiers mois, en poisson frais, en végétaux, en farineux (les hommes faibles seuls mangeront un peu de viande) ; la nourriture sera peu abondante, et les repas toujours très-légers, seront espacés de manière à satisfaire l'appétit sans charger l'estomac. Les malades n'auront pour boisson que de l'eau légèrement aromatisée; les individus faibles pourront boire un peu de vin fortement trempé; on défendra toute espèce d'exercice à pied, mais on se trouvera bien des promenades en voiture; il sera bien, dans les premières périodes de la maladie, de joindre à l'emploi des saignées l'usage des purgatifs salins, dans le but de prévenir la constipation, et de produire une légère révulsion sur le tube intestinal; on se servira encore avec avantage des diurétiques, du nitrate de potasse, de la digitale, par exemple, lors même que l'hydropisie n'a pas paru. La digitale, indépendamment de son action diurétique, jouit de la propriété de ralentir les battements du cœur et d'en diminuer considérablement la force; donnée à la dose de 5 à 20 centigrammes en poudre, de 10 à 30 gouttes en teinture, elle produit ordinairement de bons effets. La digitale est surtout utile dans l'hypertrophie simple, elle l'est moins dans l'hypertrophie avec dilatation, et elle deviendrait tout-à-fait nuisible lorsque la dilatation est portée très-loin. Ce médicament ne doit pas être continué pendant toute la durée de la maladie, ainsi que le font quelques personnes. Lorsqu'on a obtenu les effets que l'on en attendait, il faut en suspendre l'emploi, pour pouvoir s'en servir plus tard avec avantage; il faut d'autant moins continuer l'emploi de la digitale, qu'elle finit par déterminer des symptômes vers les voies digestives, cardialgie, nausées, vomissements, etc.; il est même des personnes qui ne peuvent la supporter; dans ce cas on la donne par le rectum ou par la méthode endermique.

Quand l'hydropisie est parfaitement caractérisée, on a recours aux diurétiques les plus actifs et aux hydragogues. (Voir *Traitement des maladies des valvules.*)

Dans quelques circonstances où l'irritation du système nerveux persiste, malgré l'emploi des moyens les plus judicieux, on peut se trouver bien d'administrer quelques sédatifs, comme la jusquiame, de 15 à 20 centigrammes d'extrait, l'acétate ou l'hydro-chlorate de morphine, de 6 à 12 milligrammes, etc.

On a proposé l'emploi de l'iode et les frictions mercurielles comme absorbants ; mais les résultats n'ont pas justifié les espérances.

Le traitement que nous venons de proposer, et qui est à peu de chose près celui que Hope employait dans son immense pratique, doit, pour réussir, être continué avec persévérance pendant deux ou trois ans; et il faut encore un an ou deux de précautions pour prévenir les rechutes; mais, quoique ce traitement soit prolongé, les malades s'y soumettent assez facilement, parce qu'il est un de ceux qui troublent le moins leur existence.

CHAPITRE II.

ATROPHIE DU COEUR.

On donne le nom d'*atrophie* à un vice de nutrition, caractérisé par une diminution sensible du volume et du poids du cœur ; elle présente trois variétés :

1° *Atrophie simple :* amincissement des parois sans changement notable de leurs capacités, mais avec une diminution appréciable de volume :

2° *Atrophie avec dilatation :* parois d'une cavité ou de plusieurs, amincies ; capacité augmentée ; volume un peu plus considérable, mais poids diminué ;

3° *Atrophie avec contraction :* épaisseur des parois égale ou même supérieure à celle de l'état normal, mais capacité de ces cavités diminuée.

L'atrophie est générale ou partielle : l'*atrophie générale*, surtout l'atrophie avec contraction, peut enlever au cœur un tiers et même la moitié de son poids et de son volume normal. Ainsi Burns a trouvé, chez un adulte, un cœur qui n'excédait pas en volume celui d'un enfant nouveau-né ; et chez une fille de vingt-six ans un cœur qui paraissait appartenir à un enfant de six ans. Dans le cas où le cœur perd en même temps de son volume et de son épaisseur, il présente souvent l'aspect *ridé, flétri,* que Laennec a comparé à celui d'une *pomme pourrie.*

Les *causes* de l'atrophie peuvent se rapporter au cœur, à ses membranes et surtout à un état général de l'économie ; l'atrophie peut succéder à une hypertrophie considérable, au rétrécissement des vaisseaux coronaires, à la compression qu'exerce un épanchement du péricarde ou d'énormes couches pseudo-membraneuses ; mais, le plus souvent, elle est le résultat de maladies chroniques, qui modifient les qualités du sang, comme les cachexies chlorotique, scorbutique, etc. ; enfin, on l'a vue succéder au traitement d'Albertini.

L'atrophie du cœur est caractérisée par des signes tout-à-fait opposés à ceux de l'hypertrophie.

Symptômes locaux : battements du cœur petits et faibles ; impulsion à peine appréciable ; diminution sensible de la matité à la percussion ; affaiblissement extrême des bruits du cœur, qui sont lents et réguliers.

Symptômes généraux : l'atrophie existe souvent pendant bien longtemps sans être accompagnée de symptômes généraux : les individus qui en sont affectés sont seulement prédisposés à l'anémie, aux syncopes et aux affections nerveuses. Cependant, dans quelques circonstances, on observe de l'essoufflement au moindre effort, des palpitations sans énergie, la décoloration des téguments, une existence précaire et maladive, de l'œdème, et la mort dans un état de langueur.

Le traitement de l'atrophie n'est autre que celui des causes qui la déterminent.

CHAPITRE III.

DILATATION DU COEUR.

La dilatation du cœur est une maladie qui consiste dans l'augmentation de capacité d'une ou de plusieurs cavités de cet organe. Dans cette affection, les parois du cœur peuvent être épaissies, ou dans l'état naturel, ou bien encore amincies. De là, trois variétés de dilatation, correspondantes à ces trois états du cœur :

1° *Dilatation avec hypertrophie* (1). Dans cette variété la cavité est élargie, et les parois ont pris une épaisseur anomale ;

2° *Dilatation simple.* La cavité est augmentée, et les parois ont conservé leur épaisseur naturelle ;

3° *Dilatation avec amincissement.* La cavité est élargie, et les parois ont perdu leur épaisseur.

On trouve quelquefois réunies, dans différents points de la même cavité, les deux, même les trois formes de dilatation.

Caractères anatomiques. La substance musculaire du cœur conserve quelquefois toute son intégrité ; mais le plus souvent les parois sont un peu flasques et même ramollies. Leur coloration peut être plus foncée ou plus pâle qu'à l'état normal.

En parlant de l'hypertrophie, nous avons fait connaître la première et la deuxième variétés : il nous reste à parler de la troisième, c'est-à-dire de la *dilatation avec amincissement.* Il est rare que cette affection n'occupe qu'un seul ventricule ; mais elle est toujours beaucoup plus prononcée dans le ventricule droit que dans le ventricule gauche. L'amincissement peut être tel que le ventricule gauche n'ait par exemple que deux lignes dans sa plus grande épaisseur, et que sa pointe soit réduite à une simple membrane, à peine une demi-ligne. Les colonnes charnues sont plus écartées l'une de l'autre que dans l'état normal ; en général, l'amincissement est toujours moins prononcé dans la cloison interventriculaire. Comme la dilatation se fait plus dans le sens transversal que dans le sens longitudinal des ventricules, le cœur prend une forme comme sphérique, et la pointe est à peine sensible (*cœur en gibecière,* Laennec). Lorsque l'oreillette et le ventri-

(1) De ces variétés, la première est identique dans sa nature avec la variété de l'hypertrophie appelée *hypertrophie avec dilatation :* il n'y a de différence que dans le degré ; et la position du mot *dilatation* indique que la différence est en faveur de cette dernière affection La deuxième variété est également tout-à-fait identique avec cette variété d'hypertrophie que nous avons appelée *hypertrophie par augmentation d'étendue des parois*, sans changement dans leur épaisseur. Lorsque la dilatation est extrême, cette variété prend le nom de *dilatation simple.*

cule correspondant sont considérablement dilatés, il peut arriver que l'orifice qui leur est commun suive leur dilatation, et que les valvules soient incapables de fermer cet orifice : de là une cause d'insuffisance, et une altération qui doit souvent ne pas être reconnue à l'autopsie (1).

Lorsque la dilatation est portée très-loin, et surtout lorsqu'elle s'accompagne du ramollissement de la substance musculaire, une rupture peut se produire et la mort avoir lieu subitement par suite de l'épanchement de sang dans le péricarde.

Les oreillettes, protégées par les valvules auriculo-ventriculaires, sont beaucoup moins exposées à la dilatation que les ventricules; comme elles sont beaucoup plus souvent distendues par le sang que dilatées, il est nécessaire de connaître les rapports normaux qui existent entre les diverses cavités du cœur, et d'avoir le moyen de distinguer la dilatation de la distension de ces cavités : « Les cavités du cœur, dit Laennec, sont, » à très-peu de chose près, égales entre elles; mais comme les » parois des oreillettes sont très-minces, et que celles des ven- » tricules ont beaucoup d'épaisseur, les premières ne forment » guère que le tiers du volume total de l'organe : ou, ce qui » revient au même, le volume des oreillettes égale à peu près la » moitié de celui des ventricules. » Ajoutons que l'oreillette droite est en général distendue, qu'elle est beaucoup plus allongée, plus aplatie, ce qui la fait paraître beaucoup plus large, quoiqu'il n'en soit rien. Quant au moyen de reconnaître s'il y a

---

(1) Voici la mesure des orifices, naturels et dilatés, d'après M. Bouillaud:

		MOYENNE.		MAXIMUM.		MINIMUM.	
		po.	li.	po.	li.	po.	li.
Orifice aortique.	Naturel.	2	5 1/2	2	8	2	4
	Dilaté.	»	»	3	5	»	»
Orifice pulmonaire.	Naturel.	2	7 3/4	2	10	2	6
	Dilaté.	3	2 3/3	»	»	»	»
Orifice auriculo-ventriculaire gauche.	Naturel.	3	6	3	10	3	3
	Dilaté.	4	1 1/2	»	»	»	»
Orifice auriculo-ventriculaire droit.	Naturel.	3	10	4	»	3	9
	Dilaté.	5	2	5	9	4	2

ou non dilatation de l'oreillette, il appartient encore à Laennec. Suivant cet auteur, dans la distension, les parois de l'oreillette sont fortement tendues sur le sang qu'elles renferment, et leurs parties les plus minces en laissent apercevoir la couleur. Une oreillette dilatée n'a pas le même aspect de tension, et ses parois sont plus opaques. Lorsqu'on refoule le sang dans les vaisseaux sans ouvrir les cavités, ces dernières, si elles sont simplement distendues, reprennent à peu près leur volume naturel; pendant que, lorsqu'elles sont dilatées, elles conservent presque le même volume qu'elles avaient lorsqu'elles étaient pleines. Au reste, il est rare que les oreillettes soient dilatées sans que leurs parois aient subi un certain degré d'épaississement. Ce moyen, que Laennec employait pour distinguer la distension des oreillettes de leur dilatation, peut également s'appliquer aux ventricules. En effet, lorsqu'on a refoulé le sang du ventricule dans l'oreillette, si le ventricule est dilaté, il conserve son élargissement, et ses parois sont toujours plus ou moins flasques, tandis que, s'il n'est que simplement distendu, il reprend en quelque sorte son volume normal, et ses parois conservent encore une certaine fermeté.

Causes. Toutes les fois que le sang, accumulé dans les cavités du cœur, exerce contre les parois une pression distensive considérable, et surmonte la résistance que lui oppose la puissance contractile et élastique de ces parois, il en résulte une dilatation. Or, comme cette force de résistance est en rapport avec l'épaisseur des parois des cavités, il s'ensuit que, tout étant égal, les cavités qui ont les parois les plus minces sont les plus susceptibles de se dilater; et c'est aussi ce qu'on observe pour le ventricule droit et pour les oreillettes. Pour que la dilatation devienne permanente, il faut, ou que l'action de la cause déterminante se prolonge pendant un certain temps, ou qu'elle se répète fréquemment à de courts intervalles.

Les causes de la dilatation sont : 1° une conformation du cœur telle que sa puissance contractile ne soit pas en rapport avec le reste de l'économie ; 2° tous les obstacles à la circulation, qu'ils aient leur siége aux orifices du cœur, ou dans le système aortique ou pulmonaire ; 3° toutes les causes qui diminuent la résistance des parois du cœur (l'inflammation du cœur ou de ses enveloppes, le rhumatisme, la goutte). La dilatation des oreillettes reconnaît ordinairement pour cause une maladie de l'orifice auriculo-ventriculaire correspondant; cependant, dans quelques circonstances où les valvules sont saines, et où le ventricule ne se débarrasse qu'incomplètement du liquide qu'il contient, la stagnation du sang agit relativement à la distension de l'oreillette de la même manière qu'agit la maladie de l'orifice auriculo-ventriculaire. Remarquons cependant que, pour que la dilatation se produise dans ce cas exceptionnel, il faut que cette action soit permanente ou du moins prolongée, et c'est ce qui arrive rarement.

Symptômes. A. *Symptômes généraux* (1).—Ce sont l'*infiltra-*

---

(1) Malgré l'opinion de quelques pathologistes, qui regardent la dilatation comme toujours consécutive à une autre lésion, nous continuerons à rattacher à la dilatation *primitive* tous les symptômes généraux qui indiquent la gêne de la circulation; dans l'état normal, il existe un rapport certain entre le poids de la colonne de sang que le cœur est chargé de mouvoir, et la puissance du cœur lui-même; si, par suite de quelques causes (parmi lesquelles il faut incontestablement compter les maladies des artères et des valvules), le poids que cette colonne exerce sur le cœur est plus considérable que celui qu'il peut normalement supporter, il en résultera une dilatation. Mais n'est-il pas aussi vrai que cette augmentation de pression peut dépendre, non-seulement d'un accroissement du poids de la circulation, mais encore du défaut de puissance, de la débilité relative du cœur, qu'elle soit congéniale ou acquise? La dilatation, lorsqu'elle se présente dans ces dernières circonstances, doit être rangée parmi les maladies primitives à aussi juste titre que l'hypertrophie; et lors même qu'elle coïncide avec des obstacles mécaniques, il est impossible de ne pas lui rapporter une grande partie des symptômes qui annoncent la gêne de la circulation : et la preuve qu'il en doit être ainsi, c'est que les malades peuvent porter sans beaucoup d'inconvénient une maladie organique des valvules ou de l'aorte, tant qu'il n'existe ni hypertrophie, ni dilatation, ni ramollissement du cœur; mais, dès que ces dernières affections surviennent, les symptômes revêtent une forme plus grave, et la maladie marche rapidement vers une terminaison funeste. Reste à savoir de quelle manière la dilatation produit tous ces phénomènes de gêne de la circulation : par la dilatation, les fibres musculaires du cœur sont placées dans un état de tension plus grand qu'à l'ordinaire, en même temps que leur pouvoir contractile diminue; elles perdent en force ce qu'elles gagnent en longueur. C'est ce défaut de puissance du cœur qui constitue, si l'on peut s'exprimer ainsi, l'obstacle à la circulation; de même que les mouvements d'une

tion séreuse, qui se montre d'abord aux extrémités, puis dans les cavités séreuses, et qui coïncide avec l'œdème des poumons; *la coloration particulière des téguments*, surtout de ceux de la face, qui devient pourpre ou violette, et quelquefois plombée ou livide, avec tendance au refroidissement des extrémités; la *congestion cérébrale,* qui se développe souvent peu de jours avant la terminaison fatale; une *toux* accompagnée quelquefois d'expectoration; une forte *dyspnée*, revenant par accès, surtout la nuit; un *pouls* mou et faible, souvent irrégulier, intermittent et inégal quand le ramollissement s'ajoute à la dilatation; les *hémorrhagies passives,* qui se produisent, soit par les poumons, soit par le nez, l'estomac, les intestins, l'utérus, et plus rarement par la vessie; le *gonflement et la congestion du foie,* qui est une conséquence de l'engorgement du cœur droit, et qui amène à sa suite l'ascite, l'ictère, l'hématémèse, l'hémorrhagie intestinale, les hémorrhoïdes, et indirectement l'hémorrhagie utérine; l'*angine de poitrine;* tels sont les signes de la dilatation des ventricules. Reste à déterminer quelle est la cavité ventriculaire affectée de dilatation. Suivant Corvisart, *les signes généraux les plus certains de la dilatation du ventricule droit* sont une dyspnée plus considérable que dans les affections du ventricule gauche, une diathèse séreuse plus marquée, des hémoptysies plus fréquentes, et une lividité plus prononcée de la face, allant quelquefois jusqu'à une coloration violette très-foncée. Nul doute que ces symptômes n'appartiennent à une dilatation du ventricule droit; mais ils n'appartiennent pas plus à cette affection qu'à l'hypertrophie avec dilatation de cette même cavité, et à certaines maladies des valvules du cœur gauche. Pour nous, comme pour Laennec, le plus constant et le plus caractéristique des signes généraux de la dilatation des cavités droites, c'est le *gonflement permanent des veines jugulaires*

---

montre sont retardés par la faiblesse du ressort (Hope). Au surplus, rien de ce qui précède ne s'applique à la dilatation avec hypertrophie, dans laquelle l'activité de la circulation augmente au lieu de diminuer, lors même que l'hypertrophie est très-peu prononcée.

externes, sans pulsations sensibles, gonflement qui ne disparaît pas, bien qu'on comprime ces veines à la partie supérieure du cou et qu'on empêche l'afflux du sang.

Quant à la *dilatation des oreillettes*, elle ne présente d'autres symptômes généraux que ceux qui dépendent de la maladie du ventricule ou de l'orifice correspondant, qui a déterminé cette dilatation.

B. *Symptômes locaux.*—1° *Symptômes physiologiques : palpitations* peu énergiques, mais revenant facilement sous l'influence de la moindre excitation morale. L'*impulsion* perd de sa force, et manque quelquefois entièrement ; lorsqu'on la perçoit, elle consiste en une percussion brève des parois thoraciques, qui ne soulève pas l'oreille ; quand la dilatation est considérable, l'impulsion se perçoit un peu plus bas qu'à l'état normal. Quelquefois de plusieurs battements du cœur qu'*on entend, on ne perçoit l'impulsion* que d'un seul ; et lorsque ce dernier est vigoureux, Hope en conclut que les parois ne sont pas très-amincies. Lorsque l'impulsion se perçoit à la partie inférieure du sternum, on peut croire à une *dilatation du ventricule droit.* 2° *Symptômes physiques. Percussion :* la sonoréité de la région précordiale est diminuée ; la matité descend un peu plus bas qu'à l'état normal ; lorsqu'elle s'étend sous la partie inférieure du sternum, elle annonce la dilatation du ventricule droit. *Auscultation :* lorsque les cavités des ventricules sont minces sans être dilatées, le premier bruit du cœur est plus fort, plus clair qu'à l'état normal, et il se rapproche du claquement du second bruit ; mais quand il existe une dilatation, lors même que l'amincissement n'est pas poussé très-loin, le premier bruit prend presque tous les caractères du second bruit ; enfin, lorsque la dilatation est extrême, on ne peut distinguer les deux bruits, ni par leur nature, ni par leur intensité, mais seulement par leur point maximum d'intensité, et leur coïncidence ou leur défaut d'isochronisme avec le pouls artériel. Au reste, dans la dilatation, le second bruit est lui-même renforcé. Lorsque cette maladie s'accompagne de la dilatation de l'un des orifices, si la valvule correspondante ne suit pas ce mouvement de dilatation et ne s'agrandit pas d'une manière proportionnelle, on perçoit un murmure doux, par insuffisance, dont le point maximum varie suivant l'orifice affecté. A mesure que les deux bruits normaux du cœur augmentent d'intensité, on les perçoit dans une plus grande étendue de la poitrine. Suivant Laennec, lorsque les bruits du cœur se font entendre au-delà des limites ordinaires, on les entend successivement dans les régions suivantes :

1° Le sternum, le côté gauche antéro-postérieur de la poitrine jusqu'à la clavicule ;

2° Le côté droit dans la même étendue ;

3° La partie latérale gauche de la poitrine depuis l'aisselle jusqu'à la région correspondante de l'estomac ;

4° La partie latérale droite, dans la même étendue ;

5° La partie postérieure gauche de la poitrine.

L'intensité du son diminue progressivement dans l'ordre de succession que nous venons d'indiquer, pourvu que les parties qui entourent le cœur soient dans le même état relatif. Cette échelle de la dilatation n'est certainement pas parfaite ; mais elle est de beaucoup préférable à celle du docteur Hope, qui consiste à rechercher quelle est la différence qui existe entre le premier et le second bruits, et jusqu'à quel point ils se rapprochent l'un de l'autre ; et à comparer l'intensité de ce premier bruit avec *ce que l'on sait par l'expérience devoir être l'état normal chez un sujet semblable.*

Diagnostic. La dilatation du cœur se distingue de la *péricardite* par la nature et l'étendue moindre de la matité, par la *clarté* extrême des bruits du cœur, et par l'absence des bruits de frottement, et de tous ces symptômes de réaction qui appartiennent à la péricardite ; il serait tout aussi difficile de la confondre avec l'*endocardite*, parce que, dans cette dernière maladie, la matité est peu étendue, parce que les bruits d'abord forts ne tardent pas à être modifiés par des murmures, et qu'en outre il y a un état fébrile que l'on ne trouve pas dans la dilatation. Enfin, on la distinguera de l'*hypertrophie* à l'aide des signes suivants : impulsion faible, à peine sensible, bruits du cœur clairs et s'entendant dans une grande étendue de la poitrine ; faiblesse considérable du pouls, tendance aux congestions veineuses et aux hémorrhagies passives.

Marche, terminaisons, pronostic. Il n'est pas rare de trouver des individus dont le cœur sain et non dilaté a des parois naturellement minces. Cet état se traduit par des signes analogues à ceux de la dilatation. Ces sujets, qui sont ordinairement fluets et délicats, peuvent vivre un grand nombre d'années dans un état de santé fort supportable; mais dans les maladies fébriles et dans les maladies des organes respiratoires, ils éprouvent beaucoup plus facilement de la dyspnée. Lorsque la dilatation est légère, elle ne constitue pas une maladie très-formidable; quelquefois même les sujets qui en sont affectés ne font que peu ou point d'attention à la dyspnée qu'elle détermine; seulement ils disent que leur santé est délicate, qu'ils ont l'haleine un peu courte et quelquefois des palpitations. Si la dilatation, au contraire, est portée à un certain degré et au point d'amener une dyspnée morbide, la maladie a une tendance marquée à augmenter, à moins qu'on maintienne la circulation dans un état de repos complet. On peut considérer comme un symptôme funeste la tendance de l'hydropisie à se reproduire aussitôt qu'elle a disparu sous l'influence d'un traitement méthodique.

En résumé, le pronostic général n'est pas grave pour ce qui concerne la vie; quant au pronostic spécial, il dépend de la gravité des symptômes, de la constitution du malade, et de la forme de la maladie. (La dilatation avec amincissement, et surtout la dilatation avec ramollissement, constituent les formes les plus graves.)

Traitement. Rendre aux parois amincies du cœur leur épaisseur normale, réveiller leur élasticité de manière à leur permettre de revenir sur elles-mêmes; et, lorsqu'on ne peut y réussir, s'opposer à ce que la dilatation fasse des progrès, telles sont les indications qui se présentent dans le traitement de cette maladie. Il faut commencer par faire disparaître les causes de la dilatation : si ces causes se trouvent dans des maladies de l'appareil respiratoire, dans des habitudes ou dans des occupations pernicieuses, il faut, avant tout, faire disparaître ces maladies, faire renoncer le malade à ces occupations, à ces habitudes. Malheureusement les causes de la dilatation ne sont pas toutes passagères : il en est de permanentes; dans ce cas, ne pouvant les faire disparaître et par suite obtenir la guérison, il faut s'en tenir à un traitement purement palliatif. Quoi qu'il en soit, il convient de nourrir le malade d'une manière modérée, en même temps qu'on le maintient dans le repos ; un air pur et sec, des promenades en voiture, des frictions sèches, des bains froids trouvent alors leur application, pourvu qu'il n'y ait pas une violente congestion pulmonaire ; les révulsifs énergiques (entre autres des cautères sur la région du cœur), les pédiluves et les maniluves irritants ne sont pas moins utiles. Il est de règle dans la dilatation de ne pas recourir aux saignées, à la digitale, aux narcotiques, moyens qui ont pour résultat de diminuer le nombre et l'énergie des contractions du cœur, et de produire la stase du sang. On est cependant obligé de les employer quelquefois ; mais alors il faut le faire avec précaution : ainsi on pratiquera des saignées de six onces par une petite ouverture, et seulement pendant les intervalles des accès de dyspnée ; on prescrira les opiacés lorsque les malades seront en proie à l'insomnie, et que l'accès de dyspnée ne leur laissera pas un instant de repos ; la digitale trouvera son application lorsqu'il y aura des palpitations rebelles que rien ne pourra arrêter. Mais tous ces moyens ne seront employés qu'avec la plus grande discrétion et lorsqu'on s'y verra forcé : on les abandonnera aussitôt qu'on en aura obtenu les effets qu'on en attendait.

Dans les accès de dyspnée, on se trouve bien des maniluves et des pédiluves chauds : on couvre fortement le malade et on laisse entrer de l'air frais dans sa chambre ; on lui donne par cuillerée une potion composée d'éther, de laudanum, de camphre et d'assa-fœtida. Aussitôt que la transpiration survient, les accès dyspnéiques cèdent comme par enchantement.

Le traitement de la dilatation a pour but principal de modifier toute l'économie ; de là, la nécessité de le continuer pendant longtemps, alors même que le malade se trouve notablement soulagé, car les rechutes sont graves et l'on n'est pas toujours maître d'en arrêter les progrès.

CHAPITRE IV.

DILATATION PARTIELLE OU ANÉVRISME VRAI DU COEUR.

L'anévrisme vrai du cœur est caractérisé par le développement dans l'épaisseur du cœur d'une poche plus ou moins grande, communiquant avec le ventricule ou avec l'oreillette par une ouverture plus ou moins étroite. C'est une maladie assez rare.

Caractères anatomiques. Cette affection se présente sous deux formes principales : ou il n'y pas de difformité à l'extérieur du cœur, ou bien il y a une tumeur apparente en dehors de l'organe. Tous les points du ventricule gauche peuvent être le siége de cette dilatation partielle : aussi la trouve-t-on à la pointe, sur différents points de la base, dans les portions intermédiaires des parois latérales, dans la cloison inter-ventriculaire. Son volume varie depuis la grosseur d'une noix jusqu'à celle du cœur lui-même. En général, il n'existe qu'un anévrisme, quoiqu'il puisse y en avoir jusqu'à quatre commençants. Dans certains cas, les anévrismes multiples communiquent entre eux. Les tuniques du cœur entrent quelquefois toutes trois dans la composition du sac anévrismal. L'endocarde, qui contracte souvent des adhérences avec les caillots qui remplissent la cavité de l'anévrisme, augmente toujours alors d'épaisseur et devient plus opaque; plus tard, il subit la dégénérescence stéomateuse, cartilagineuse, ou osseuse : il se déchire, et l'on en trouve les débris sur les bords de l'ouverture de l'anévrisme. La substance musculaire s'aminçit et pâlit considérablement. Le feuillet viscéral du péricarde perd sa transparence, se couvre de taches blanches ou de véritables fausses membranes. Le sac est formé, seulement dans quelques circonstances, par les fibres musculaires du péricarde; d'autres fois on ne trouve que l'endocarde et le péricarde : la tunique musculaire a complètement disparu. L'orifice par lequel l'anévrisme s'ouvre dans la cavité du cœur est tantôt aussi large ou plus large que le diamètre de la tumeur elle-même, tantôt il est étroit relativement à ce diamètre ; les bords de cet orifice se fondent quelquefois avec les parois du cœur ; d'autres fois, ils sont circonscrits, saillants et formés d'un tissu fibreux, plus ou moins dense, mais lisse ; enfin ces bords peuvent présenter la trace de déchirures de la membrane interne, en même temps que des dégénérescenses variées. Lorsque l'orifice du sac est étroit, la cavité anévrismale renferme ordinairement dans son intérieur des caillots qui peuvent être disposés en couches concentriques comme dans l'anévrisme des artères ; lorsque l'ouverture est large, les caillots sont amorphes ; dans d'autres cas, on trouve des caillots globuleux, jaunâtres, des couches fibrineuses, épaisses, séparées par un liquide sanieux, comme purulent, ou des concrétions gypseuses et plâtreuses. Le sac anévrismal est ordinairement fortifié par des adhérences partielles qu'il contracte avec le péricarde ; en quelques circonstances, les adhérences sont générales. Le péricarde peut présenter aussi de fausses membranes, un épanchement séreux ou sanguin, etc. Outre les altérations qui appartiennent en propre à la dilatation, on trouve aussi dans le cœur des modifications morbides importantes ; le plus souvent cet organe est affecté d'hypertrophie avec dilatation : il est excessivement rare qu'il n'ait subi aucune altération.

On observe quelquefois dans l'oreillette une dilatation anévrismale. Cette affection, qui est encore plus rare dans cette cavité que dans les ventricules, est presque toujours diffuse et se montre principalement dans le sinus de l'oreillette. Dans un cas rapporté par M. Thurnam, l'anévrisme était circonscrit ; il y avait un sac de la grosseur d'une noix, qui reposait sur la base du ventricule gauche, et qui contenait des concrétions fibrineuses épaisses et du sang liquide. La dilatation partielle de l'oreillette ou de son appendice coïncide constamment avec le rétrécissement considérable de l'orifice auriculo-ventriculaire gauche.

Causes. La dilatation partielle du cœur ne se montre jamais dans l'enfance : c'est de vingt à trente ans et de quarante à cinquante ans qu'on trouve le maximum de fréquence de cette maladie. Les hommes y sont plus disposés que les femmes. Le rhumatisme articulaire aigu paraît étroitement lié à la production de cette maladie. (Thurnam.)

Causes déterminantes. Quelle que soit la cause qui prédispose le cœur à se laisser dilater partiellement, cette dilatation et les phénomènes qui l'accompagnent paraissent à la suite de toutes les causes qui impriment une grande activité à la circulation, ou qui augmentent la pression que le sang exerce contre les parois du ventricule, comme la colère, les excès de toute espèce, les violences extérieures, la suspension prolongée de la respiration, etc.

Les *symptômes* et le *diagnostic* de la dilatation partielle sont encore enveloppés d'une profonde obscurité; l'anévrisme ne s'accompagne pas toujours au début de symptômes bien tranchés; la marche en est insidieuse, et ce n'est que graduellement qu'on voit paraître des symptômes de maladie organique du cœur. Quelquefois l'invasion est subite, et s'annonce par les symptômes qui caractérisent la rupture du cœur lorsque celle-ci n'est pas immédiatement funeste : douleur vive à la région précordiale, orthopnée, anxiété, crainte de la mort, disposition à la syncope, pouls vibrant, fréquent, mais languissant. Ces symptômes sont bientôt suivis de ceux qui appartiennent aux maladies organiques du cœur : toux, battements des artères carotides, pulsations des jugulaires, teinte livide ou violette de la face, hémorrhagie par le nez ou par les poumons, etc.

Les *symptômes locaux* ont été notés jusqu'ici d'une manière trop imparfaite pour qu'on puisse en tirer quelque chose pour le diagnostic; ainsi on trouve dans les auteurs que l'impulsion était augmentée ou diminuée, que l'on entendait un bruit de soufflet ou de râpe; mais on n'y trouve pas déterminés le point maximum de ces murmures ni leur isochronisme avec l'un ou l'autre bruit du cœur; et c'étaient là les points les plus importants pour le diagnostic. Dans quatre cas observés par M. Gendrin, on entendait avec la systole du cœur un murmure sec, soufflant et sibilant, qui cessait tout d'un coup immédiatement après le choc systolique; et après un petit intervalle de silence, on entendait un murmure diastolique très-court, sibilant, sec et rugueux; ce murmure double, à temps séparés, pourra être utilisé plus tard dans le diagnostic de cette maladie, alors que des faits plus nombreux permettront de le regarder comme constant.

Dans l'état actuel de la science, il est plus que probable que l'on confondra les anévrismes vrais du cœur avec d'autres affections de cet organe et en particulier avec l'hypertrophie. L'erreur pourra être d'autant plus facile, qu'on regarde toujours comme plus probable l'affection qui se montre le plus souvent.

Marche, durée, terminaison. La dilatation partielle du cœur peut durer une série d'années, sans altérer bien sensiblement la santé du malade; sa marche est excessivement lente. Elle peut se terminer par rupture, ce qui est le cas le plus rare; le plus souvent la cavité anévrismale se remplit de caillots décolorés, plastiques et adhérents, et la maladie se prolonge d'une manière indéfinie.

Nous n'avons rien à dire sur le traitement de cette maladie : c'est le même que l'on emploie contre la dilatation générale du cœur et les anévrismes de l'aorte.

CHAPITRE V.

RAMOLLISSEMENT DU COEUR.

Le ramollissement du cœur présente les caractères anatomiques suivants : le cœur s'affaisse et s'aplatit lorsqu'il est posé sur une table; ses ventricules s'affaissent, lors même qu'ils sont hypertrophiés; la substance musculaire est flasque, et se laisse plier avec la plus grande facilité; elle est molle et fragile; elle se déchire quelquefois sous la simple pression des doigts; tels sont les caractères communs à toutes les variétés de ramollissement. Comme cette maladie est presque toujours accompagnée d'un changement quelconque de coloration, Laennec s'est basé sur ce point pour en admettre trois variétés : 1° Le *ramollissement rouge;* dans cette variété, la substance musculaire est rouge-brunâtre, quelquefois violacée; d'autres fois elle est tachetée comme s'il y avait du sang extravasé ; le tissu cellulaire inter-musculaire est injecté, et on trouve, entre les interstices musculaires ou au-dessous de la membrane séreuse de l'intérieur ou de l'extérieur du cœur, du sang plus ou moins altéré ; dans quelques circonstances on trouve, au milieu du tissu charnu du cœur, fortement coloré en rouge, de petits points noirâtres, constitués par un sang noir encore diffluent, de couleur lie-de-vin (*ramollissement apoplectiforme* de M. Cruveilhier). 2° Le *ramollissement blanchâtre* a été signalé par Laennec comme accompagnant exclusivement la péricardite. Suivant cet auteur, cette variété est accompagnée d'une pâleur blanchâtre de la surface du cœur, sans friabilité ; la substance musculaire est seulement un peu flasque, et les parois du ventricule affecté s'affaissent après l'incision. D'après M. Bouillaud, ce ramollissement est identique avec celui que Corvisart a observé, dans un cas de péricardite avec épanchement, et qui était caractérisé par une décoloration très-notable des parois du cœur, une diminution prononcée de ténacité des fibres charnues, et un développement considérable du système vasculaire de l'organe. 3° Le *ramollissement jaune* ou *jaunâtre* est beaucoup plus commun que le *rouge* et le *blanc ;* il est accompagné d'une coloration jaune-pâle ou fauve, que Laennec a comparée à celle des feuilles mortes les plus pâles ; elle peut occuper la totalité ou seulement quelque portion du cœur ; souvent elle ne pénètre qu'à une certaine profondeur dans l'épaisseur de la substance musculaire au-dessous du péricarde ou de l'endocarde enflammé.

Akenside a décrit, sous le nom de *ramollissement gélatiniforme,* un état pathologique du cœur qui consiste en un ramollissement des fibres, avec friabilité et infiltration d'une sérosité gélatineuse (*ramollissement sénile* de M. Blaud).

Toutes ces espèces de ramollissement peuvent être partielles ou générales.

Presque toujours, lorsque le ramollissement a duré un certain temps, on trouve une dilatation des cavités du cœur, résultat inévitable de la perte de cohésion et d'élasticité des parois de cet organe.

Quelle est la cause et la nature du ramollissement? Suivant Laennec, c'est une affection *sui generis,* produite par un trouble de la nutrition, par lequel les éléments solides diminuent en proportion de ce que les éléments liquides ou demi-liquides augmentent, et le changement s'opère sans aucun signe d'inflammation. Suivant MM. Bertin et Bouillaud, le ramollissement du cœur, quelle que soit sa coloration, est un effet de l'inflammation. Il est plus que probable que la vérité se trouve dans un point intermédiaire; voyons en effet dans quelles circonstances on rencontre les diverses variétés de ramollissement : le *ramollissement rouge* peut être, sans aucun doute, le résultat d'une inflammation aiguë; et comment en douter lorsqu'on le trouve joint à l'infiltration sanguine et purulente des fibres du cœur? Ne se rencontre-t-il pas le plus souvent dans le cas de péricardite ou d'endocardite suraiguës, et n'est-il pas alors exactement limité aux points les plus enflammés? le ramollissement rouge peut donc être inflammatoire; mais lorsque, au contraire, il survient après une maladie qui a déterminé pendant longtemps une gêne de la circulation veineuse, ou dans des maladies qui produisent une altération profonde du sang, comme le scorbut et la fièvre typhoïde, on est bien forcé de reconnaître que le ramollissement rouge n'est plus le produit d'une cardite, qu'il n'est pas inflammatoire.

Le ramollissement *blanchâtre*, ainsi qu'on peut le voir par la description que nous en avons donnée plus haut, appartient évidemment à une période avancée de la cardite aigüe avec épanchement de pus et de lymphe plastique entre les fibres du cœur. (Cet état du cœur est rare, puisque ni M. Bouillaud ni Hope ne l'ont vu.) Le ramollissement *blanchâtre* est donc inflammatoire. Mais dans quelques cas d'atrophie du cœur accompagnée d'anémie, les parois de cet organe sont pâles et flasques; ne peut-on pas rapprocher ce ramollissement du ramollissement blanchâtre, et admettre un ramollissement blanchâtre non inflammatoire?

Le ramollisement *jaune* peut être le résultat de l'inflammation : on n'en saurait douter quand on le voit pénétrer à deux ou trois lignes de profondeur au-dessous du péricarde enflammé, ou au-dessous de la membrane séreuse du cœur, présentant encore des vestiges d'endocardite. Mais lorsqu'on le rencontre chez des sujets cachectiques, sans qu'il y ait eu, à une époque antérieure, d'inflammation ou de fièvre qui puisse rendre compte de cet état, et surtout lorsque cet état coïncide avec une coloration pâle-jaunâtre de la face, la flétrissure de la peau et les autres signes de l'anémie, on est bien forcé d'admettre un ramollissement *jaunâtre* par cause non inflammatoire.

Le *ramollissement gélatiniforme* peut être considéré comme inflammatoire dans certaines circonstances où l'on trouve des traces d'inflammation du péricarde ou de l'endocarde; mais lorsqu'on le rencontre chez des vieillards épuisés par l'âge, sans aucune trace d'inflammation, on ne peut lui attribuer une origine inflammatoire.

De ce qui précède, il résulte que le ramollissement *rouge*, *jaunâtre*, ou *gélatiniforme*, peut-être même le ramollissement *blanchâtre*, peuvent se développer indépendamment de l'inflammation.

Symptômes. A. Symptômes généraux.—Lorsque le ramollissement est le résultat d'une inflammation aiguë, il coïncide presque toujours avec la péricardite ou l'endocardite. Les symptômes généraux de ces deux affections se combinent tellement qu'il est très-difficile de les distinguer les uns des autres. Alors, le pouls est vif et tremblotant, l'anxiété considérable, etc., enfin, on observe tous ces symptômes graves qui annoncent une péricardite avec abondant épanchement, ou une endocardite avec formation de polypes dans le cœur.

Lorsque le ramollissement succède à une inflammation chronique ou à l'action d'une cause débilitante, les symptômes généraux ne sont pas moins ambigus : on observe une teinte jaune exsangue, ou une coloration pourpre ou livide des joues et des lèvres; le pouls fréquent et faible, souvent irrégulier, inégal, intermittent; une langueur générale, une diminution graduelle des forces, une infiltration partielle ou générale.

Le ramollissement survient souvent dans les maladies organiques du cœur, surtout dans l'hypertrophie avec dilatation. aennec pense que lorsque chez un malade affecté de dilatation ou d'hypertrophie, il y a eu de longues et fréquentes attaques d'étouffement et une agonie très-lente, quand la teinte violette de la face, des extrémités et des autres points de la surface du corps a annoncé longtemps avant la mort la stase du sang veineux, on peut admettre comme probable l'existence d'un ramollissement.

B. *Symptômes locaux.*—*L'impulsion* perd toujours plus ou moins de sa force, et il arrive souvent que les battements du cœur sont non-seulement intermittents et irréguliers, mais encore inégaux en force. Lorsque, au milieu de ces battements très-faibles on en trouve un de beaucoup plus fort qu'à l'état normal, ce signe suffit pour diagnostiquer une hypertrophie, coïncidant avec un ramollissement (Hope); la *percussion* fait reconnaître que le cœur n'a pas augmenté de volume, à moins qu'il y ait des complications. A l'*auscultation*, on reconnaît que les deux bruits sont faibles, et que le premier devient court et claquant comme le second; on ne trouve aucune trace de murmure.

Diagnostic. Un ensemble de symptômes graves annonçant la gêne de la circulation, parmi lesquels il faut placer au premier rang l'irrégularité des battements du cœur et du pouls, l'affaiblissement considérable des deux bruits, le caractère court et claquant du premier bruit: tels sont les signes qui peuvent servir à diagnostiquer un ramollissement du cœur. Sous le rapport de l'aspect général, il est peu de maladies qui présentent autant d'analogie avec le ramollissement que celles de la valvule mitrale: c'est en effet dans ces maladies que les symptômes de gêne de la circulation, et en particulier l'irrégularité du pouls, sont à leur maximum. Cependant le diagnostic n'est pas encore très-difficile. S'il n'y a pas de murmure aux orifices du cœur, si le pouls est irrégulier, et si cette irrégularité persiste pendant quelque temps, si elle n'est due ni à un état nerveux ni à un accès de dyspnée, il ne peut y avoir de doute sur l'existence du ramollissement. Nous avons déjà dit que le ramollissement pouvait être joint à une hypertrophie du cœur: l'hypertrophie et le ramollissement contribuant, chacun pour sa part, à affaiblir les bruits du cœur, il est difficile d'affirmer à laquelle de ces deux affections on a affaire. Cependant on peut se servir avec quelque avantage du caractère claquant du premier bruit (caractère qui n'appartient jamais à l'hypertrophie), en même temps que de tous les signes propres à l'hypertrophie : augmentation de l'impulsion, matité à la percussion, plus étendue qu'à l'état normal, etc.; l'irrégularité du pouls, lorsqu'elle existe, dans ce cas particulier, ajoute beaucoup à la précision du diagnostic, parce que ce signe n'appartient pas à l'hypertrophie simple.

Marche, durée, terminaisons. La marche et la durée du ramollissement varient suivant une foule de circonstances, et principalement suivant les conditions où se trouvent les individus affectés, les complications, etc.

Pronostic. Cette maladie est rarement idiopathique, et son pronostic se tire presque toujours de l'affection qui l'a produite: dans la péricardite et l'endocardite, la présence du ramollissement ajoute beaucoup au danger de la maladie; mais lorsque ces maladies se terminent favorablement, tout porte à croire que la substance musculaire revient à sa consistance normale. Dans les maladies chroniques, et surtout dans les maladies organiques du cœur, le ramollissement constitue une affection des plus graves, non-seulement à cause de l'affaiblissement qu'il fait subir au cœur, mais encore parce qu'il s'oppose à ce que le cœur revienne à ses proportions normales. On peut donc dire en général que le ramollissement du cœur est une affection très-dangereuse, et elle l'est d'autant plus qu'elle peut amener subitement la mort par rupture.

Le *traitement* du ramollissement n'est autre que celui des maladies qui l'ont déterminé; quant au ramollissement idiopathique, son traitement se confond avec celui de la dilatation.

CHAPITRE VI.

INDURATION DU COEUR.

La substance musculaire du cœur est susceptible de s'indurer. Cet endurcissement, qui coïncide le plus souvent avec l'hypertrophie, et qui est rare, n'occupe ordinairement que le ventricule gauche, et même qu'une très-petite portion de ce ventricule; cependant il peut être général : Corvisart a vu le cœur tout entier s'indurer au point de résonner à la percussion; le scalpel, en l'incisant, éprouvait une grande résistance, et faisait entendre un bruit de crépitation particulier; cependant la substance charnue avait sa couleur normale et ne semblait avoir subi aucune espèce de transformation. L'endurcissement n'est pas, comme le pense Laennec, le résultat d'un accroissement de nutrition, mais plutôt une perversion de nutrition, qui se lie le plus souvent à l'inflammation chronique du cœur. Cet auteur rattachait à l'induration du cœur un renforcement considérable de l'impulsion; mais il est peut-être permis de croire que Laennec s'était laissé un peu trop entraîner à des vues spéculatives : l'impulsion est en rapport avec la rapidité et l'étendue des contractions du cœur; dans l'induration, la contraction devient difficile, et les mouvements sont bornés. Il est donc probable que l'impulsion doit perdre de son énergie.

Le traitement de cette affection est identique avec celui de l'hypertrophie.

CHAPITRE VII.

SURCHARGE ET DÉGÉNÉRESCENCE GRAISSEUSES DU CŒUR.

Chez les personnes d'un certain âge qui présentent beaucoup d'obésité, et dans quelques circonstances exceptionnelles chez des individus qui n'ont qu'un embonpoint modéré, on trouve quelquefois le cœur considérablement surchargé de graisse. Cette graisse, d'une belle couleur jaune-paille et d'une bonne consistance, s'accumule ordinairement à la base du cœur, à la partie postérieure de cet organe, autour des artères cardiaques, et dans le sillon de séparation des oreillettes et des ventricules; elle est quelquefois en si grande quantité que le cœur paraît perdu dans cette masse graisseuse qui l'enveloppe. Ordinairement la graisse pénètre plus ou moins profondément entre les fibres du cœur, et les parois de cet organe s'amincissent et deviennent flasques.

Les anciens auteurs regardaient cette affection comme la cause d'accidents plus ou moins graves, même de la mort subite : telle était aussi l'opinion de Corvisart, qui n'a pas été adoptée par Laennec. Quoi qu'il en soit, Hope pense que la surcharge graisseuse peut gêner les mouvements du cœur et les actes de la circulation, et il croit qu'on peut la reconnaître, ainsi qu'il l'a fait plusieurs fois, aux signes suivants : 1° affaiblissement des bruits du cœur, surtout du premier ; 2° irrégularité du pouls sans maladie des valvules ; 3° sentiment d'oppression, ou de gêne, à la région cardiaque ; 4° l'impulsion du cœur conservant ses caractères normaux. Tous ces signes, réunis aux symptômes généraux qu'on rapporte habituellement à la gêne de la circulation, suffisent pour faire admettre l'existence de la surcharge graisseuse du cœur, surtout chez les individus forts et replets. La théorie paraissait indiquer que le remplacement du tissu musculaire par du tissu adipeux, et l'amincissement des parois, qui en est souvent la conséquence, devaient favoriser la rupture de cet organe : l'expérience n'a pas confirmé cette idée théorique ; et, bien qu'on ait trouvé la rupture dans le cas de surcharge graisseuse, on ne l'a pas observée plus souvent que dans le cas de dilatation par exemple,

La *dégénérescence graisseuse*, beaucoup plus rare que la surcharge graisseuse, consiste en une infiltration de la substance musculaire du cœur par une matière qui a les propriétés chimiques et physiques de la graisse. Cette altération diffère essentiellement de la surcharge graisseuse, parce que dans cette dernière les fibres musculaires s'atrophient sans perdre leurs caractères propres ; tandis que dans la première affection les fibres musculaires pâlissent et prennent une couleur jaunâtre, analogue à celle des feuilles mortes, et à peu près semblable à celle de certains cœurs ramollis. La dégénérescence graisseuse est ordinairement partielle et n'occupe qu'une partie fort circonscrite des ventricules, la pointe par exemple ; cependant on l'a vue occuper la plus grande partie des deux ventricules. C'est une altération tout-à-fait semblable à la dégénérescence graisseuse que Haller et Vicq d'Azir ont signalée dans les muscles; comme celle-ci, elle se distingue du ramollissement proprement dit parce qu'elle graisse fortement le scalpel et le papier *joseph*. Nous ne possédons aucun signe qui puisse faire reconnaître cette dernière altération du cœur.

CHAPITRE VIII.

PRODUCTIONS OSSEUSES, CARTILAGINEUSES ET AUTRES PRODUCTIONS ACCIDENTELLES DU TISSU MUSCULAIRE DU COEUR ET DU PÉRICARDE.

Les *productions osseuses* ou *cartilagineuses* ne se développent que rarement dans la substance musculaire elle-même : c'est le plus souvent dans le tissu cellulaire sous-jacent à la membrane externe ou interne du cœur que se déposent d'abord les matières cartilagineuses ou osseuses, qui de là envoient des prolongements entre les faisceaux musculaires; cependant on a vu une partie d'un ventricule ou d'une oreillette, des colonnes charnues transformées en cartilages ou complètement ossifiées. M. Renauldin a vu le ventricule gauche transformé en une véritable pétrification, qui avait une apparence sablonneuse en certains endroits, et ressemblait en d'autres à une cristallisation saline; enfin Burns a trouvé les ventricules complètement ossifiés dans toute leur étendue, et ressemblant parfaitement aux os du crâne. Toutes ces transformations sont ordinairement le résultat d'une péricardite ou d'une endocardite, et affectent principalement le ventricule gauche. Dans quelques circonstances, on les trouve chez des vieillards, et il est très-difficile de les rattacher à autre chose qu'à une perversion de la nutrition normale.

Les productions osseuses ou cartilagineuses de la substance musculaire du cœur ont toutes pour résultat, comme le pensait Corvisart, de gêner les mouvements et les contractions du cœur, et non d'augmenter la force des battements et l'intensité des bruits, ainsi que le pensait Laennec. Constamment, dans ce cas, les bruits et l'impulsion sont affaiblis. Les symptômes généraux et locaux qui caractérisent ces altérations ont encore été trop imparfaitement étudiés pour que l'on puisse dire quelque chose de précis sur ce point; cependant, il est probable que les transformations cartilagineuses et osseuses de la substance musculaire finissent par donner lieu à des murmures, parce que ces altérations ne tardent pas à s'étendre aux valvules; et dans le cas contraire où les altérations se développent surtout du côté du péricarde, on doit finir par entendre un bruit de frottement.

On trouve quelquefois des productions osseuses ou cartilagineuses dans le feuillet réfléchi du péricarde, quoique le plus ordinairement elles aient primitivement leur siége dans le tissu cellulaire sous-séreux ou dans la membrane fibreuse. Ces ossifications accidentelles du péricarde, toujours très-rares, varient beaucoup en étendue et en épaisseur; dans quelques cas, elles envoient des prolongements jusque dans la substance musculaire du cœur; elles donnent ordinairement naissance à tous les symptômes généraux qui annoncent une grande gêne de la circulation et à un bruit de frottement toujours rude. Le docteur Elliotson a rapporté deux cas dans lesquels des masses de cartilages déposées dans le péricarde ont comprimé l'artère pulmonaire et déterminé la production d'un murmure.

Cancer du cœur et du péricarde. Ce sont des affections très-rares. On a trouvé dans le cœur les deux formes habituelles du cancer, le squirrhe et l'encéphaloïde : le cancer encéphaloïde, qui est le moins rare, forme de petites masses dans la substance musculaire des ventricules, ou bien il est déposé sous forme de couches autour des vaisseaux cardiaques, et recouvert par la membrane péricardiaque plus ou moins altérée; la matière cancéreuse produit ordinairement, à la surface du cœur, des bosselures dont le volume est considérable; tantôt les fibres charnues du cœur sont atrophiées ou détruites, tantôt elles sont hypertrophiées. Cette dégénérescence du cœur ne se rencontre presque jamais sans altérations semblables dans les autres organes, surtout dans les poumons. On ne possède aucun signe pour reconnaître cette maladie.

Tubercules, hydatides, kystes, mélanose du cœur et du péricarde. On trouve quelquefois des tubercules disséminés dans l'épaisseur de la substance musculaire. Ces cas sont rares, et le plus souvent alors il y a en même temps des tubercules dans le tissu cellulaire sous-jacent au péricarde, dans cette membrane elle-même, dans les fausses membranes qu'elle renferme, et enfin dans les poumons.

On a signalé dans l'épaisseur des parois du cœur des hydatides du genre *cysticerque.* Enfin les auteurs parlent de kystes séreux, qui ont leur siége entre la substance musculaire et la séreuse péricardiaque, et qui, dans quelques circonstances, s'insèrent et font saillie à la face interne du cœur : on a également trouvé dans la cavité du péricarde des kystes séreux dont l'origine est tout-à-fait inconnue. M. Cruveilhier a fait connaître un cas de mélanose du cœur et du péricarde.

CHAPITRE IX.

MALADIES DES VALVULES ET DES ORIFICES DU COEUR.

Caractères anatomiques. Tout le monde sait que les valvules et les cordons tendineux du cœur sont composés d'une lame de tissu fibreux, revêtue par la membrane interne du cœur. Le tissu fibreux est le prolongement d'une zone blanchâtre et dense de même nature, qui entoure chaque orifice du cœur, et qui sert de point d'insertion aux fibres musculaires de cet organe. La membrane interne du cœur se rapproche des séreuses. On peut donc considérer les valvules comme formées de tissus *fibro-séreux.* Or le tissu fibreux est remarquable par la facilité avec laquelle il passe à l'état cartilagineux ou osseux : cela nous explique pourquoi les valvules et les orifices du cœur sont souvent affectés; pourquoi les cavités qui ne sont revêtues que par la membrane interne en sont si rarement atteintes. Une valvule et un cordon tendineux peuvent être altérés dans toute leur étendue : l'altération s'arrête brusquement au niveau du point où la membrane séreuse se détache de la zone circulaire, et où les cordons tendineux se détachent de la substance musculaire. Quelquefois cependant l'altération dépasse ces limites ; mais jamais la membrane interne qui revêt la substance musculaire n'est affectée, sans que la maladie se soit primitivement développée dans les valvules.

C'est donc dans le tissu fibreux, et non dans le tissu séreux que commence la maladie. Aussi est-ce dans les points où le tissu fibreux est le plus abondant (c'est-à-dire à la base et au bord libre des valvules) que les dégénérescences cartilagineuses et osseuses sont le plus fréquentes et le plus étendues ; la membrane séreuse conserve le plus souvent sa transparence.

Les maladies des valvules sont beaucoup plus communes du côté gauche que du côté droit du cœur : elles y sont seize fois plus fréquentes suivant M. Clendinning, et vingt fois suivant le docteur Hope. Il est à remarquer que du côté droit du cœur on n'a presque jamais observé que des indurations fibreuses ou cartilagineuses et très-rarement des productions osseuses ; et lorsque les deux côtés du cœur sont affectés à la fois, il n'arrive guère que la maladie du cœur droit soit plus avancée que la maladie du cœur gauche. Quant à la cause de cette différence, les auteurs ne sont pas d'accord : les uns (Corvisart, Hope) l'attribuent à l'organisation plus décidément fibreuse des valvules du cœur gauche, en vertu de laquelle ces valvules sont plus disposées à recevoir, soit les matériaux qui doivent les transformer en cartilage, soit les sels calcaires destinés à leur donner une dureté osseuse ou pierreuse ; les autres (MM. Bertin et Bouillaud) l'attribuent aux qualités plus vitales, plus stimulantes, plus irritantes du sang qui parcourt les cavités gauches du cœur.

Lorsque les maladies des valvules sont le résultat d'une endocardite chronique (ce qui arrive le plus souvent), on retrouve des traces de la phlegmasie ancienne de la membrane séreuse ; alors la membrane interne présente une rougeur plus ou moins foncée, un épaississement hypertrophique avec perte de transparence et de son poli habituel, des fausses membranes plus ou moins étendues qui ressemblent aux taches laiteuses du péricarde, des adhérences des valvules entre elles et aux parois du cœur, etc. Nul doute que dans un certain nombre de cas, la membrane enflammée et ses produits sécrétoires ne puissent subir les transformations analogues, c'est-à-dire passer à l'état fibreux, fibro-cartilagineux et osseux; mais rien ne prouve que cette transformation ait lieu sous l'influence de l'inflammation; et comme d'ailleurs les maladies des valvules surviennent quelquefois sans aucun travail phlegmasique appréciable, nous avons cru devoir séparer ces maladies de l'endocardite chronique.

Les altérations des valvules et des orifices du cœur agissent de plusieurs manières: elles mettent obstacle au passage du sang (*rétrécissement*), ou elles empêchent le jeu des valvules, et permettent le reflux du sang dans les cavités qu'il vient de quitter (ce qui constitue l'*insuffisance*); enfin, elles peuvent à la fois rétrécir l'ouverture et gêner le jeu des valvules (*rétrécissement avec insuffisance*). Cette dernière altération est la plus fréquente. Quant aux rétrécissements simples, ils sont beaucoup plus rares que les insuffisances; et cela se conçoit aisément, puisqu'il suffit d'une altération très-légère pour amener une insuffisance, tandis que les rétrécissements sont toujours le résultat d'un travail organique prolongé.

Les altérations des valvules, considérées d'une manière générale, ne sont pas toutes également fréquentes; déjà nous avons dit que les maladies des valvules du cœur droit étaient rares. Des recherches nombreuses nous ont appris que la valvule mitrale est plus souvent affectée chez l'adulte que les autres valvules, et que, après la valvule mitrale, viennent les valvules aortiques, tricuspide et pulmonaires. Chez les vieillards, les maladies des valvules aortiques sont presque aussi communes que les maladies de la valvule mitrale.

Les différences qui existent naturellement entre les valvules auriculo-ventriculaires et les valvules artérielles se trouvent encore dans les altérations anatomiques. C'est ce qui nous engage à décrire séparément les altérations de ces deux espèces de valvules :

1° *Maladies de la valvule mitrale.* Les altérations anatomiques varient, suivant qu'elles occupent la base, le bord libre, ou la totalité de cette valvule. Lorsque la valvule mitrale a subi dans toute son étendue la dégénérescence fibro-cartilagineuse, elle se resserre en général sur elle-même, et ce qu'elle perd en étendue elle le gagne pour ainsi dire en épaisseur du bord libre ; ce dernier a tantôt la forme d'un anneau ou d'un ovale, tantôt celle d'une fente transversale comme une boutonnière. Le diamètre de l'ouverture varie entre sept et vingt-sept millimètres. L'épaisseur du bord libre varie également. De cette contraction de la valvule résulte une espèce d'entonnoir qu'elle projette dans la cavité du ventricule; souvent cette inclinaison de la valvule est telle que les colonnes charnues s'insèrent presque immédiatement sur elle, les cordons tendineux ayant disparu. Pendant que l'induration de la valvule ne s'accompagne d'aucune excroissance et surtout d'excroissances ossiformes, sa surface est lisse, polie et transparente. La présence des produits calcaires et des excroissances plus ou moins saillantes ne tarde pas à amener l'absorption de la membrane interne ; et ces indurations se trouvent en contact avec le sang. Les ossifications qui se produisent dans ces circonstances présentent des variétés : ou elles se développent dans une masse cartilagineuse, ou bien les matières calcaires se déposent d'emblée dans le tissu cellulaire sous-séreux, sous forme de petites écailles polies et demi-transparentes, ou de petites granulations opaques, jaunâtres.

Quelquefois toute la portion membraneuse et le bord libre d'une valvule sont sains, pendant que la zone fibreuse de la base a passé à l'état cartilagineux, s'est couverte de petites incrustations calcaires, ou s'est convertie, dans toute son épaisseur, en un cercle osseux, fort épais. Les dépôts qui se font à la base de la valvule rétrécissent plus ou moins l'orifice, en même temps que la valvule perd la faculté de se mouvoir.

D'autres fois la base et le milieu de la valvule sont sains, et le bord libre seul est malade; assez souvent le bord libre est couvert de végétations, de petits noyaux cartilagineux, de granulations calcaires arrondies, qui empêchent les deux segments de la valvule de se rapprocher, et produisent par conséquent une insuffisance. Quelquefois la seule altération de cette valvule consiste dans le racornissement et l'épaississement des cordons tendineux, ce qui produit l'insuffisance ; d'autres fois l'insuffisance résulte de ce qu'un des segments de la valvule a contracté des adhérences avec les parois du ventricule. (C'est ordinairement le segment postérieur, parce qu'il est le moins mobile.) Une autre affection de la valvule mitrale qui peut déterminer l'insuffisance, et qui se montre à son maximum vers les valvules sigmoïdes de l'aorte, consiste dans l'atrophie de ses feuillets membraneux : alors les valvules peuvent être réduites à un véritable tissu réticulé, souvent même être couvertes de perforations.

Toutes les fois enfin qu'un orifice du cœur se dilate notablement sans que la valvule le suive dans cette dilatation, il y a insuffisance : c'est ce qu'on observe pour la valvule mitrale comme pour toute autre.

Maladies des valvules de l'aorte. Les altérations des valvules sigmoïdes de l'aorte, comme celles de la valvule mitrale, sont plus fréquentes et plus étendues à la base et au bord libre que dans la partie moyenne de ses feuillets membraneux. Lorsqu'elles occupent le bord libre, elles se développent ordinairement dans les tubercules sésamoïdes de ces valvules, qui sont souvent convertis en de petites masses cartilagineuses du volume d'un pois ; quelquefois le bord libre est converti en un anneau fibro-cartilagineux, résultat de la soudure des trois segments de cette valvule. D'autres fois le bord de chacune de ces valvules est en particulier épaissi, contracté sur lui-même de manière à laisser, au centre, un certain espace qui permet l'insuffisance.

Les valvules sont fréquemment épaissies et déformées par suite du dépôt d'une matière ostéo-cartilagineuse, qui leur donne une teinte jaunâtre, opaque. A la suite de cette dégénérescence les angles des valvules sont détachés de leur base ; ensorte que, ne tenant plus que par leur centre, ces valvules n'ont plus de point d'appui pour résister au reflux du sang ; il peut même arriver que les bases de toutes les valvules soient détachées dans la presque totalité de leur étendue.

Quelquefois aussi, à la suite de l'inflammation, les valvules contractent des adhérences avec les parois artérielles, d'où résulte un intervalle entre elles de nature à permettre l'insuffisance. L'insuffisance peut encore être produite par la rupture du bord d'une valvule.

Telles sont les dégénérescences cartilagineuses et stéatomateuses qui affectent les valvules de l'aorte. Quant aux dégénérescences ossiformes, elles sont beaucoup plus fréquentes dans les valvules de l'aorte que dans la valvule mitrale. Ces ossifications sont rarement uniformes à l'aspect, ou dans leur composition : elles contiennent le plus souvent une grande proportion de matière cartilagineuse ; ce sont ordinairement des concrétions de volume variable qui naissent, soit du bord des valvules, soit de leur base ; dans quelques cas la zone fibreuse qui entoure la base de l'orifice de l'aorte peut être convertie en un cercle osseux très-épais.

Lorsque les ossifications sont bornées au bord libre et à la base, et que la partie moyenne est encore saine dans une certaine étendue, la valvule peut encore remplir ses fonctions, et n'apporter que peu d'obstacle à la circulation ; mais lorsque la partie moyenne des valvules est ossifiée, les valvules se soudent ensemble, ou elles se recourbent sur elles-mêmes dans le sens de leur convexité, de manière à représenter certains coquillages. Dans ces diverses situations, elles peuvent devenir immobiles. Si, en se recourbant d'avant en arrière, elles viennent à s'appliquer contre les parois de l'aorte, elles ne mettent d'autre obstacle au passage du sang que celui qui est produit par leur volume ; de là une insuffisance. Si, se recourbant dans le sens opposé, elles restent fixes et immobiles dans la position fermée, elles rétrécissent considérablement l'orifice, en même temps qu'elles permettent l'insuffisance. Il n'est pas rare de voir une valvule recourbée dans un sens opposé à celui des deux autres ; on a vu aussi les trois valvules ossifiées dans la position fermée, une seule conservait un peu de mouvement pour le passage du sang.

C'est dans les valvules sigmoïdes que se montre plus particulièrement une altération décrite sous le nom d'*atrophie* ou d'*état réticulaire,* qui consiste en des perforations, ou de petites ouvertures, occupant presque toujours la partie moyenne de ces valvules. Ces ouvertures, qui n'ont quelquefois que le diamètre d'une piqûre d'épingle, et qui sont alors assez nombreuses pour cribler ces feuillets membraneux d'une foule de petits trous, peuvent être, d'autres fois, uniques, et assez larges pour occuper tout l'espace compris entre le bord adhérent et le bord libre des valvules. Dans ce dernier cas, l'ouverture, qui est ovalaire, est parcourue par de petits filaments, qui partent du nodule d'Arantius, et qui sont parallèles au bord libre de la valvule affectée.

Indépendamment des altérations qui sont propres à la valvule mitrale et aux valvules de l'aorte, il existe des altérations communes à ces deux valvules; nous voulons parler des *végétations*, qui ont été divisées en *verruqueuses* et en *globuleuses*. Les *premières* ont une ressemblance assez prononcée avec les végétations vénériennes; elles se présentent sous une forme irrégulièrement sphérique, ovoïde ou cylindrique; leur volume varie depuis celui d'une tête d'épingle jusqu'à celui d'un gros pois, et même d'une féverole; leur surface est unie, quelquefois lobulée comme celle d'une mûre; elles sont isolées ou en groupes; dans quelques circonstances en petites masses, agglomérées comme le chou-fleur; quelquefois uniques, d'autres fois assez nombreuses pour recouvrir toutes les valvules, les cordons tendineux et une grande partie de l'oreillette; leur couleur, qui est ordinairement grisâtre ou jaunâtre, est souvent rehaussée, dans une plus ou moins grande étendue, d'une couleur rose ou rouge plus ou moins foncée; elles sont molles et légèrement transparentes, humides comme si leur organisation n'était pas encore complète; on peut les détacher facilement avec le manche du scalpel; d'autres fois elles sont fermes comme du fibro-cartilage, crient sous le scalpel, et ne peuvent être détachées qu'avec peine. Plus les végétations sont consistantes, plus elles sont volumineuses et fortement verruqueuses; presque toujours la membrane interne du cœur est malade, dans le point où naissent les végétations : elle est épaissie, stéatomateuse, ou cartilagineuse, quelquefois ossifiée, ulcérée ou éraillée. Lorsque la membrane interne est détruite dans un point, les végétations sont peu nombreuses, bornées au point malade, et beaucoup plus volumineuses qu'à l'ordinaire. C'est surtout au niveau de la base et du bord libre des valvules que l'on voit se dévelop-

10.

per les végétations verruqueuses; dans ces points, surtout dans le dernier, elles sont souvent disposées en anneaux; elles occupent plus fréquemment le côté gauche que le côté droit du cœur, et les valvules que les oreillettes. Lorsqu'elles ont leur siége à la base ou au bord libre d'une valvule, elles gênent les mouvements de cette valvule, l'empêchent de se fermer, et rétrécissent plus ou moins le diamètre de l'orifice, proportionnellement à leur nombre et à leur volume.

Quelle est la nature de ces végétations? Laennec les a considérées comme de petites concrétions polypeuses ou fibrineuses, qui s'organisent par un travail d'absorption ou de nutrition, analogue à celui qui convertit les fausses membranes albumineuses en membranes de nouvelle formation ou en tissu cellulaire; mais si l'on réfléchit que les concrétions polypeuses sont à leur maximum de fréquence dans les cavités droites, tandis que les végétations verruqueuses y sont rares; si l'on réfléchit que la condition essentielle de la coagulation du sang et de la formation de concrétions polypeuses est la stagnation; que cependant c'est au niveau des valvules (les parties les plus mobiles du cœur) que se développent ordinairement ces végétations, on ne peut s'empêcher de regarder cette conclusion comme erronée. Aussi Kreisig, MM. Bertin et Bouillaud ont-ils rapporté à l'inflammation le développement de ces végétations; Corvisart les avait regardées comme ayant une origine syphilitique.

Les *secondes* (les *végétations globuleuses*) se présentent sous la forme de petites boules ou kystes, irrégulièrement sphériques ou ovoïdes, dont le volume varie depuis celui d'un pois jusqu'à celui d'un œuf de pigeon; lisses à l'extérieur, ces petits kystes ont des parois d'un millimètre d'épaisseur, d'une substance organisée, un peu plus ferme que le blanc d'œuf, et ressemblant pour l'opacité aux concrétions polypeuses les plus anciennes. La surface interne du kyste, un peu moins lisse que l'externe, est formée d'une substance plus molle, qui, à mesure que l'on se rapproche du centre de la tumeur, se convertit en une matière semblable à celle qui est renfermée dans son intérieur. Cette matière est tantôt du sang, tantôt une substance analogue à la lie de vin, tantôt du pus. Ces kystes adhèrent aux colonnes charnues ou à la membrane interne du cœur, par un pédicule d'une formation plus récente que le kyste lui-même, plus transparent et d'une organisation moins avancée. On ne les rencontre jamais que dans les ventricules et les sinus des oreillettes; on les trouve aussi souvent dans les cavités droites que dans les cavités gauches; mais c'est surtout à la partie inférieure des ventricules et tout près de la pointe que ces petits corps sont ordinairement placés; il ne paraît pas qu'on en ait observé dans les gros vaisseaux. Quant à leur nature, Laennec ne se prononce pas; on les regarde généralement aujourd'hui comme des concrétions polypeuses, qui ont suppuré à leur centre à la suite d'un travail inflammatoire.

Maladie des valvules du cœur droit. Ces maladies, ainsi que nous l'avons déjà dit, se rencontrent moins fréquemment que celles du cœur gauche, et sont presque toujours moins avancées dans leur développement : elles existent à peu près constamment avec les maladies des valvules du cœur gauche; la valvule tricuspide est plus souvent altérée que les valvules de l'artère pulmonaire, du moins après la naissance, et l'on y observe plus souvent l'induration cartilagineuse que l'induration ossiforme. Les altérations de l'artère pulmonaire s'observent rarement chez les adultes : elles sont à leur maximum chez les individus qui présentent des communications congéniales entre les diverses cavités du cœur; au surplus les maladies des valvules du cœur droit, quelle que soit leur nature, ne diffèrent de celles du cœur gauche que par la fréquence et l'étendue : leurs caractères sont essentiellement les mêmes.

Causes. 1° *Prédisposantes :* la structure beaucoup plus fibreuse des valvules du cœur gauche, l'âge avancé et toutes les cachexies, quelles que soient leurs origines; 2° *Déterminantes :* l'endocardite et surtout l'endocardite rhumatismale; toutes les causes qui augmentent le poids de la circulation et qui diminuent le ressort des valvules, comme les exercices du corps violents et répétés, l'hypertrophie avec dilatation, les palpitations nerveuses, prolongées, etc.

Symptômes (1). A. *Symptômes généraux.* — Ces symptômes ne

(1) Toutes les fois qu'une valvule est malade, et que l'altération dont

sont pas en rapport avec la nature de l'altération des valvules, mais bien avec le degré du rétrécissement ou de l'insuffisance; nous les diviserons en deux espèces : 1° symptômes généraux qui sont communs à ces maladies et à la dilatation du cœur; et 2° symptômes généraux, caractéristiques de ces maladies.

.1° *Symptômes généraux communs* : ce sont la toux, l'expectoration, la dyspnée, l'orthopnée, les rêves effrayants et les réveils en sursaut, l'œdème, la congestion et l'apoplexie pulmonaire, les hémoptysies passives, le gonflement des veines jugulaires.

---

elle est le siége a pour effet de rétrécir l'orifice correspondant, ou d'embarrasser le jeu des valvules de manière à produire une insuffisance, ou ces deux altérations à la fois, il en résulte un obstacle mécanique à la circulation, d'où dérivent en partie les symptômes des maladies des valvules. C'est par erreur (ainsi que l'a fait remarquer Hope), que MM. Bertin et Bouillaud, et M. Bouillaud en particulier, ont placé exclusivement la cause de la gêne de la circulation dans les altérations des valvules. Cette cause se trouve encore dans la maladie co-existante de l'appareil musculaire du cœur. C'est un fait que nous avons vérifié bien souvent; pendant qu'il n'existe ni dilatation, ni hypertrophie des cavités du cœur, ni ramollissement de la substance musculaire, les maladies des valvules sont très-supportables; mais aussitôt que ces complications surviennent, les symptômes de la gêne de la circulation se développent, et atteignent bientôt leur maximum de gravité. On ne peut donc se refuser à croire que les symptômes graves que l'on observe dans les maladies des valvules doivent être attribués en grande partie à l'hypertrophie ou à la dilatation. Il est supposable cependant qu'un rétrécissement porté très-loin pourrait, *par lui-même*, amener tous ces symptômes. Mais comme un rétrécissement extrême n'existe jamais sans une altération des parois musculaires du cœur, il est impossible de justifier cette hypothèse. La gravité que les altérations de la substance musculaire du cœur impriment à la maladie des valvules est un fait très-important à connaître, puisqu'il nous apprend que nous devons employer tous nos efforts pour prévenir ces complications. Reste à savoir comment la dilatation et l'hypertrophie aggravent les symptômes des maladies des valvules: « La dilatation, dit Hope, en affaiblissant la contractilité du cœur, constitue aussi bien un obstacle à la circulation que tout autre obstacle » mécanique : il est clair que les symptômes, ayant une double origine, » doivent être doublement graves. Dans l'hypertrophie, le cœur, doué d'une » contractilité morbide, lutte contre l'obstacle, et il en résulte des palpitations. Or comme, pendant leur durée, le sang se présente en trop grande » quantité à l'orifice rétréci, ou reflue en trop grande abondance à travers » l'orifice insuffisant, la circulation s'accomplit avec une difficulté toujours » croissante. »

la lividité de la face, l'anasarque et les hydropisies en général, l'injection de plusieurs ou de toutes les membranes muqueuses, l'engorgement de la rate, etc., la congestion, quelquefois même l'apoplexie cérébrale. Tous ces symptômes ne se montrent réunis que dans les cas très-graves et à une période très-avancée de la maladie.

2° *Symptômes généraux caractéristiques.* Ce sont : *a.* l'*intensité* de tous les symptômes précédents, en particulier de la dyspnée, surtout lorsque l'hypertrophie ou la dilatation se joignent à la maladie des valvules ; intensité qui est beaucoup plus grande que dans le cas d'hypertrophie ou de dilatation simple au même degré ; *b.* la *diurèse colliquative*, qui se montre principalement dans les maladies des valvules et en particulier dans les maladies des orifices auriculo-ventriculaires droits ou gauches (Gendrin); *c.* le *gonflement des veines jugulaires avec pulsations isochrones* à la systole des artères, qui dépend le plus souvent d'une insuffisance de la valvule tricuspide ; *d.* l'*état du pouls* ; il n'est peut-être aucun point sur lequel les auteurs soient moins d'accord que sur la parti que l'on peut tirer de l'examen du pouls dans le diagnostic des maladies des valvules ; les uns rattachent quelques particularités à cet examen ; les autres cherchent à prouver que cet examen est sans résultat ; d'autres enfin rapportent à toutes les maladies des valvules un seul et même état du pouls. Les nombreuses recherches que nous avons faites depuis trois ans sur la pathologie du cœur nous ont conduit aux mêmes résultats que le docteur Hope, et nous permettent de poser les conclusions suivantes : 1° l'irrégularité avec intermittence, inégalité et faiblesse du pouls, qui se rencontre dans les maladies du cœur, se montre principalement dans le rétrécissement ou l'insuffisance de l'orifice auriculo-ventriculaire gauche ; on retrouve encore ces caractères du pouls dans le rétrécissement de l'orifice aortique, mais seulement lorsque ce rétrécissement est *extrême ;* 2° l'insuffisance des valvules de l'aorte imprime au pouls un caractère remarquablement bondissant sans irrégularités, c'est-à-dire que la diastole artérielle est courte, vite comme si le sang était jeté brusquement et par saccades ; à une période plus avancée de la maladie, lorsque les tubes artériels se sont hypertrophiés, la diastole artérielle se prolonge, de sorte que l'artère ne s'affaisse plus après chaque diastole, qui se produit comme une simple exagération de la diastole précédente ; 3° il ne faut tenir aucun compte des modifications de force, d'étendue et de rhythme, que le pouls éprouve pendant les accès de palpitation et de dyspnée et dans les dernières périodes des maladies du cœur ; 4° les maladies des valvules du cœur droit n'exercent presque aucune action sur l'état du pouls.

B. *Symptômes locaux.* — 1° *Symptômes physiologiques.* La *douleur* que les malades ressentent à la région précordiale est variable dans son intensité : c'est quelquefois une douleur lancinante, qui peut prendre une acuité extrême pendant les accès des palpitations. Les *palpitations* que l'on rencontre dans les maladies des valvules se reproduisent avec la plus grande facilité et sont d'une ténacité extrême ; elles se montrent ordinairement par accès, surtout la nuit ou après des travaux un peu violents. L'*impulsion* du cœur n'éprouve d'autres modifications que celles qui résultent des complications qui accompagnent ordinairement les maladies des valvules.

2° *Symptômes physiques. Percussion.* La matité de la région précordiale est toujours en rapport avec le volume de l'organe central de la circulation ; elle augmente dans les maladies des valvules, par suite de l'accroissement de volume que prend le cœur.

Auscultation. Nous avons étudié la nature, les causes et le mécanisme des bruits de soufflet, de lime, de scie, de râpe et des murmures musicaux ou sibilants, qui se produisent dans les maladies des valvules (V. *Murmures intra-cardiaques par cause organique*) ; nous avons indiqué les points vers lesquels on doit les chercher ; nous avons également étudié le frémissement vibratoire : il nous reste à montrer de quelle manière ces phénomènes s'associent pour constituer les signes des maladies des valvules en particulier.

Symptômes physiques des maladies des valvules de l'aorte : 1° Dans le *rétrécissement de l'orifice aortique*, on entend, pendant la contraction des ventricules, c'est-à-dire avec le premier bruit, près du sternum au niveau du bord inférieur de la troisième côte, et de là en remontant dans l'étendue de 6 à 8 centimètres sur le trajet de l'aorte, un murmure dont la nature varie, et dont le maximum se trouve au niveau des points que nous avons indiqués. Ce *murmure systolique* se distingue du murmure systolique qui appartient aux maladies de l'aorte elle-même, en ce que ce dernier est à son maximum plutôt sur le trajet de l'aorte ascendante, qu'au niveau des valvules ; à ce que, en même temps, il est beaucoup plus superficiel et beaucoup plus rapproché. Ce murmure diffère aussi de celui qui a son siége dans l'artère pulmonaire, en ce qu'il ne se prolonge pas sur le trajet de cette dernière artère. Dans quelques cas, et surtout lorsque le cœur est déplacé de dessous le sternum (Hope), on perçoit un *frémissement vibratoire* coïncidant avec la systole. 2° Dans l'*insuffisance des valvules de l'aorte*, le second bruit du cœur s'accompagne d'un *murmure* qui présente les caractères suivants : *a.* Il est plus fort et plus superficiel au niveau et au-dessus des valvules de l'aorte que vers la pointe du cœur, ce qui le distingue essentiellement des murmures diastoliques qui appartiennent à l'orifice auriculo-ventriculaire gauche. *b.* Il est plus fort sur le trajet de l'aorte ascendante que sur celui de l'artère pulmonaire, sur le trajet du ventricule gauche que sur celui du ventricule droit, ce qui empêche de le confondre avec les murmures qui appartiennent aux valvules de l'artère pulmonaire. *c.* Il se distingue des murmures systoliques de l'aorte à ce qu'il coïncide avec le second bruit ; qu'il se perçoit un peu plus sur le trajet du ventricule que ces derniers ; à ce qu'il se prolonge pendant tout l'intervalle de repos, et même pendant les intermittences accidentelles de la contraction ventriculaire ; à ce qu'ordinairement il a un caractère plus doux et un ton plus bas ; et enfin à ce qu'il prend souvent le caractère musical. Le murmure diastolique se prolonge dans l'aorte, ainsi que nous l'avons dit ; mais il cesserait bientôt s'il n'était remplacé par un *murmure soufflant*, qui se produit dans l'aorte ascendante, les carotides et les sous-clavières, et qui coïncide avec la diastole artérielle et la systole des ventricules. L'existence de ce bruit de soufflet diastolique dans les artères du cou, chez un individu qui ne présente aucune trace de cachexie ou de maladie des artères, est un signe d'une haute importance dans le diagnostic de l'insuffisance des valvules de l'aorte. Jamais dans l'insuffisance simple, on ne perçoit de *frémissement vibratoire*. 3° Dans le *rétrécissement avec insuffisance de l'orifice aortique*, on entend, au niveau du bord inférieur de la troisième côte, près du sternum, un *murmure double systolique et diastolique*, qui constitue un bruit à deux temps, liés l'un à l'autre de manière à former un bruit de *va-et-vient* (Gendrin), et qui se prolonge dans l'étendue de 6 à 8 centimètres sur le trajet de l'aorte. On perçoit aussi dans quelques circonstances un *frémissement vibratoire systolique ;* enfin on trouve dans les artères un murmure soufflant, coïncidant avec la diastole artérielle.

Symptômes physiques des maladies de la valvule mitrale: 1° Lorsque l'*orifice auriculo-ventriculaire gauche est fort rétréci*, la diastole ventriculaire et le second bruit s'accompagnent d'un *murmure*, dont le maximum d'intensité se trouve vers la pointe du cœur, et qui se distingue, par son siége, des murmures diastoliques qui appartiennent à l'orifice de l'aorte. Ce murmure se propage en dehors et à gauche du cœur, ce qui empêche de le confondre avec les murmures de l'orifice auriculo-ventriculaire droit; il est toujours très-faible et doux comme le bruit de soufflet, ce qui tient au peu de force dont le courant diastolique est animé. Ce murmure manque assez souvent, lorsque le rétrécissement est peu prononcé; et dans quelques circonstances où le rétrécissement est considérable, il peut encore manquer lorsque, par exemple, le cœur est très-affaibli par la dilatation ou par le ramollissement. Jamais on ne trouve de frémissement vibratoire dans le rétrécissement de l'orifice auriculo-ventriculaire gauche. 2° Dans l'*insuffisance de la valvule mitrale*, le premier bruit s'accompagne d'un *murmure*, dont la nature varie suivant l'obstacle : son ton est fort bas, et il est à son maximum au niveau de la pointe du cœur et un peu en dehors et à gauche du mamelon. Ce murmure se distingue par sa situation des murmures systoliques qui appartiennent à l'orifice aortique; enfin on perçoit souvent un *frémissement vibratoire systolique*, surtout lorsque le ventricule gauche est affecté d'hypertrophie avec dilatation. 3° Dans le *rétrécissement avec insuffisance de l'orifice au-*

riculo-ventriculaire gauche, on peut trouver un *murmure double diastolique et systolique*, ayant son maximum à la pointe du cœur ; mais le plus souvent il n'y a qu'un *murmure systolique* indiquant l'insuffisance, toujours par suite de la faiblesse du courant qui vient de l'oreillette. Ce murmure est fréquemment accompagné d'un *frémissement vibratoire systolique*.

Symptômes physiques des maladies des valvules de l'artère pulmonaire : 1° Lorsque l'*orifice pulmonaire est rétréci*, les signes sont les mêmes que dans le rétrécissement de l'orifice aortique, c'est-à-dire que le premier bruit est accompagné d'un *murmure* : avec cette différence que, l'artère pulmonaire étant plus superficielle, le murmure est plus rapproché de l'oreille, et d'un ton plus élevé que celui de l'orifice aortique. Ce murmure, au premier bruit, se distingue de celui qui se passe dans l'aorte en ce qu'il est beaucoup plus fort sur le trajet de l'artère pulmonaire que sur celui de l'aorte, sur le trajet du ventricule droit que sur celui du ventricule gauche. Il se distingue aussi de celui qui annonce l'insuffisance de l'orifice auriculo-ventriculaire, parce qu'il se perçoit sur le trajet de l'artère pulmonaire, dans un point où l'on ne peut percevoir le murmure qui appartient à l'orifice auriculo-ventriculaire. Lorsque ce murmure systolique de l'artère pulmonaire a son maximum entre la deuxième et la troisième côtes près du sternum, et non au niveau du bord inférieur de la troisième côte, on peut soupçonner une dilatation de l'artère pulmonaire ; 2° lorsque les *valvules de l'artère pulmonaire sont insuffisantes*, le second bruit s'accompagne d'un *murmure* dont la nature et le diagnostic sont absolument les mêmes que pour l'aorte, avec cette différence que l'on ne trouve pas dans les artères le murmure soufflant diastolique dont nous avons parlé, ni le pouls bondissant, qui sont caractéristiques de l'insuffisance de l'aorte. Les maladies de l'artère pulmonaire sont si rares, qu'on ne doit jamais en affirmer l'existence, à moins que les signes que nous venons d'énumérer se présentent complets et parfaitement tranchés, ou à moins qu'on ne trouve les signes d'une communication quelconque entre les deux côtés du cœur : car dans ces dernières circonstances l'orifice pulmonaire est assez ordinairement rétréci.

Symptômes physiques des maladies de la valvule tricuspide. Ces signes sont les mêmes que pour les maladies de la valvule mitrale; seulement les murmures auxquels elles donnent lieu sont à leur maximum sur le trajet ou près du sternum, au même niveau que dans le cas de maladie de la valvule mitrale, c'est-à-dire au niveau, ou un peu au-dessus de la pointe du cœur; le pouls ne présente jamais alors autant d'irrégularité; enfin on n'a jamais observé en ces cas de frémissement vibratoire. La valvule tricuspide est rarement malade au point de donner lieu à un murmure : ses lésions sont peu communes, à l'exception peut-être de l'insuffisance; aussi le praticien doit-il se montrer très-réservé dans le diagnostic des maladies de cette valvule.

En résumé :

Les murmures au 1er bruit, ou systoliques, indiquent	un rétrécissement des orifices artériels	aortique.	Maximum du murmure au niveau du bord inférieur de la 3e côte, et de là en remontant à droite sur le trajet de l'aorte.
		pulmonaire.	Maximum du murmure sur le trajet de l'artère pulmonaire ; murmure d'un ton plus élevé et plus rapproché de l'oreille que le murmure systolique de l'orifice aortique.
	une insuffisance des valvules	mitrale.	Maximum du murmure au niveau ou un peu au-dessus de la pointe du cœur, se prolongeant en dehors et à gauche. Ce murmure est profond et d'un ton peu élevé ; il est souvent accompagné de frémissement vibratoire.
		tricuspide.	Maximum du murmure sur le trajet ou près du bord gauche du sternum, au niveau ou un peu au-dessus de la pointe du cœur.
Les murmures au 2e bruit, ou diastoliques, indiquent	une insuffisance des valvules	aortiques.	Maximum du murmure au niveau du bord inférieur de la 3e côte, et un peu au-dessus de ce point sur le trajet de l'aorte. Ce murmure se perçoit un peu mieux sur le ventricule gauche que le murmure systolique du même orifice.
		pulmonaires.	Maximum du murmure au niveau du bord inférieur de la 3e côte, sur le trajet de l'artère pulmonaire, un peu sur celui du ventricule droit.
	un rétrécissement des orifices	auriculo-ventriculaire gauche.	Maximum du murmure au niveau ou un peu au-dessus de la pointe du cœur, se propageant en dehors et à gauche. Toujours faible et bas, il manque lorsque le rétrécissement n'est pas très-considérable.
		auriculo-ventriculaire droit.	Maximum du murmure au niveau ou un peu au-dessus de la pointe du cœur, mais plus près du sternum. (Il manque souvent, comme le précédent.)

Symptômes physiques des maladies des valvules artérielles et auriculo-ventriculaires réunies. Les murmures que nous avons décrits isolément pour chacune d'elles se trouvent réunis, et tout le mécanisme du diagnostic consiste à chercher le maximum de ces divers murmures. Cette détermination du point maximum sera d'autant plus facile, que les murmures ne présentent pas tous le même caractère de rudesse ou de douceur.

Diagnostic. Pour porter un diagnostic complet dans les maladies des valvules, il faut déterminer : 1° qu'il existe une maladie des valvules, ce que l'on reconnaît facilement par la nature intime du murmure ; 2° quel est l'orifice ou la cavité affectés, ce que l'on détermine par le point maximum du murmure ; 3° s'il y a une insuffisance ou un rétrécissement, ce que l'on distingue par l'isochronisme du murmure avec l'un des deux bruits du cœur ; 4° quelle est la nature de l'altération (induration cartilagineuse ou osseuse), ce que l'on détermine par le timbre du murmure ; 5° s'il existe une complication (hypertrophie, dilatation, maladies de l'aorte) caractérisée par des signes propres.

Marche, durée, terminaisons. La *marche* des maladies des valvules est ordinairement continue et leurs progrès toujours rapides ; il n'est cependant pas rare au début de voir ces maladies ne s'annoncer que par des symptômes intermittents, quelle que soit d'ailleurs la gravité de la lésion organique ; mais, après un certain temps, elles reprennent leur marche continue, et tous les symptômes graves dont nous avons parlé se montrent les uns à la suite des autres. Les maladies des valvules restent rarement limitées à la valvule qu'elles ont affectée primitivement. Dans quelques circonstances, la maladie se propage comme par continuité à la valvule voisine ; c'est ainsi qu'on peut voir les altérations de la valvule mitrale, et en particulier du segment antérieur de cette valvule, se propager aux valvules de l'aorte, et réciproquement. Les valvules peuvent encore s'affecter secondairement par suite des obstacles qu'elles éprouvent dans l'accomplissement de leurs fonctions. C'est ainsi que, lorsque l'orifice auriculo-ventriculaire gauche est malade, la valvule tricuspide devient presque toujours insuffisante par suite de la gêne qu'elle éprouve dans ses mouvements et par suite de l'atrophie de ses colonnes charnues et de ses segments membraneux qui en est la conséquence. La *durée* des maladies des valvules est illimitée ; chez les individus qui peuvent se soumettre au repos et à toutes les exigences du régime et du traitement, il arrive assez souvent de voir ces maladies durer de dix à vingt ans. Il est impossible de dire d'une manière positive quelle sera la *terminaison* d'une maladie des valvules : la terminaison par résolution est fort rare, surtout quand l'induration est fibro-cartilagineuse ou osseuse ; la terminaison par la mort est la plus fréquente ; la mort peut être subite, et cette terminaison s'observe principalement dans cette maladie qui trouble si fortement la réplétion des tubes artériels, c'est-à-dire l'insuffisance des valvules de l'aorte. Un exemple récent (la mort de M. Humann, ministre des finances) confirme cette opinion que nous avons entendu professer depuis longtemps par M. Gendrin. Cette fâcheuse terminaison peut avoir lieu au milieu d'un effort ou d'un exercice violent, à une époque où la maladie ne paraît pas encore fort avancée ; elle résulte alors de ce que la gêne de la circulation a été portée tout d'un coup à un point extrême, et de ce que le cœur n'a pu continuer plus longtemps ses fonctions ; elle est due quelquefois aussi à une apoplexie ou à une congestion cérébrale. Cependant, le plus souvent dans ce dernier cas, le malade ne périt qu'après douze, vingt-quatre heures et même deux ou trois jours d'un état comateux. Enfin, la mort peut avoir lieu chez les sujets anémiques à la suite d'une syncope. La terminaison par la mort subite n'est pas commune : le plus ordinairement le malade succombe après avoir épuisé toutes les phases de la maladie, et sa mort est annoncée par les phénomènes précurseurs habituels. Ces terminaisons rapides s'observent le plus fréquemment chez les personnes qui se livrent à des travaux rudes.

Pronostic. Le pronostic des maladies des valvules est généralement fâcheux. Il varie suivant : 1° les conditions du sujet : ainsi les sujets jeunes souffrent bien plus que les vieillards des obstacles à la circulation ; 2° la nature de l'altération : les rétrécissements de l'orifice auriculo-ventriculaire gauche et les insuffisances des valvules de l'aorte sont les plus graves ; les altérations de nature inflammatoire tuent plus tôt que les altérations qui se développent sans cause connue ; les indurations osseuses ou cartilagineuses des valvules sont au-dessus des ressources de l'art ; 3° les complications qui se montrent vers le cœur ou vers les autres organes : les maladies des valvules, une fois développées, ne tardent pas à déterminer l'hypertrophie de la cavité située derrière l'obstacle ; tant que cette hypertrophie est peu prononcée, elle ne produit que peu ou point d'inconvénients pour la santé générale ; mais aussitôt qu'elle devient considérable, la maladie marche rapidement vers une terminaison funeste ; il en est de même lorsque les cavités se dilatent ou s'amincissent, ou que les parois se ramollissent ; les accidents qui se montrent naturellement par la marche de la maladie vers le poumon ou le cerveau, ajoutent encore beaucoup à la gravité de la maladie ; enfin, dans quelques circonstances, la membrane séreuse péricardiaque s'enflamme sans cause connue, et c'est là une des plus fâcheuses complications des maladies des valvules.

Traitement. La première indication qui se présente est de faire disparaître la cause qui a produit les maladies des valvules : lorsque cette maladie succède à une endocardite aiguë, qu'on la voit en quelque sorte se développer sous ses yeux, il faut continuer le traitement qu'on employait contre l'endocardite aiguë, tout en le subordonnant aux conditions nouvelles dans lesquelles se trouve le malade ; c'est au surplus la conduite qu'il faut tenir toutes les fois que l'on peut supposer que l'élément inflammatoire n'a pas entièrement disparu. Lorsque les maladies des valvules se développent sous l'influence de causes non-inflammatoires, on ne les reconnaît le plus souvent que lorsqu'elles sont développées, et il n'est pas en notre pouvoir de détruire la cause qui les a produites. Dans l'état actuel de la science, nous ne possédons aucun moyen pour faire disparaître une maladie *confirmée* des valvules ; nous pouvons seulement prévenir l'accroissement des altérations de ces valvules, nous opposer à la tendance qu'elles ont à produire des complications (l'hypertrophie, la dilatation, etc.), atténuer les symptômes qui résultent de la gêne de la circulation, enfin retarder indéfiniment une terminaison fatale. Les saignées modérées, répétées à des intervalles éloignés, une alimentation frugale et peu stimulante, mais suffisamment réparatrice, la tranquillité du corps et de l'esprit, telles sont les bases du traitement à diriger contre les maladies des valvules. En général, on ne doit pratiquer les saignées que pour diminuer l'hypertrophie des parois du cœur, ou la congestion qui s'opère dans l'intérieur de l'organe : ce serait folie d'employer les déplétions sanguines suivant la méthode d'Albertini et de Valsalva, dans le but tout-à-fait chimérique d'obtenir la guérison de l'altération valvulaire. Dans toutes les maladies qui affaiblissent l'action contractile du cœur (dilatation), et qui diminuent la quantité de sang qui doit normalement pénétrer dans les tubes artériels (l'insuffisance des valvules de l'aorte par exemple), il faut s'abstenir autant que possible des déplétions sanguines, qui pourraient amener une syncope et une mort subite ; il ne faut pas en être moins sobre chez les vieillards. On peut joindre aux saignées générales quelques sangsues ou quelques ventouses sur la région précordiale, et l'on se trouve bien, surtout quand il y a une phlegmasie chronique, d'appliquer sur la région cardiaque des vésicatoires répétés que l'on panse avec de la poudre de digitale, ou mieux un cautère profond. Lorsqu'il y a de l'hydropisie et que les urines sont en petite quantité, les diurétiques rendent de grands services ; l'acétate, le nitrate, le bi-tartrate de potasse, la scille, la digitale, sont les moyens sur lesquels on peut le plus compter. Il faut ordinairement en prescrire plusieurs à la fois, parce que les diurétiques sont très-variables dans leurs effets : la digitale, qui est un des meilleurs, ne doit être employée que pendant un certain temps, et jamais lorsque la contractilité du cœur est très-affaiblie, dans la dilatation par exemple. Lorsque les diurétiques n'ont pas fait disparaître l'hydropisie, on y réussit souvent avec des purgatifs, principalement avec la teinture de jalap et l'élaterium à la dose de deux à dix centigrammes. On peut encore joindre à ces moyens les diaphorétiques, mais seulement ceux qui ne sont ni forts ni stimulants. Lorsque l'hydropisie résiste à tous les moyens et que la distension de la peau devient extrême, il faut recourir aux ponctions ; il ne faut jamais faire d'incision avec la lancette ou le bistouri, parce que l'écoulement des liquides se ferait trop rapidement, et que la gangrène pourrait s'emparer des bords de la plaie : il suffit de pratiquer pendant quelques jours de vingt à trente piqûres sur les membres œdémateux, avec une aiguille cannelée. Les toniques, les diverses préparations de quinquina, les ferrugineux sont très-utiles chez les individus affaiblis par des hydropisies, chez lesquels la circulation est languissante et tout le système dans l'atonie. Les expectorants (tels que le tartre stibié, l'éther sulfurique), les narcotiques (l'opium, la jusquiame, la fumée du datura-stramonium), conviennent dans quelques cas d'asthme cardiaque rebelle. Il ne faut pas oublier que ces moyens ne peuvent être qu'auxiliaires, qu'ils agissent en diminuant la sensation du besoin de respirer, mais qu'ils n'ont aucune action sur la cause même de la dyspnée. Cependant lorsque, dans la dernière période de la maladie, l'insomnie et l'agitation sont extrêmes, les narcotiques apportent un grand soulagement, mais seulement en produisant du sommeil et en diminuant le sentiment des souffrances.

CHAPITRE X.

ANÉVRISME DE L'AORTE.

Les chirurgiens décrivent ordinairement sous le nom d'anévrisme toutes les tumeurs formées par le sang artériel, qu'il soit ou non renfermé dans les tubes qu'il parcourt normalement. Tel n'est pas le sens que nous donnerons à ce mot, et nous ne considérerons comme anévrismes que les tumeurs formées par l'élargissement d'une partie ou de la totalité de la circonférence du vaisseau. Nous étudierons successivement : 1° l'*anévrisme par dilatation générale*, c'est-à-dire avec élargissement de toute la circonférence de l'artère ; 2° l'*anévrisme par dilatation partielle* ou *anévrisme vrai*, c'est-à-dire la dilatation sacciforme d'une portion de la circonférence ou d'un côté de l'artère ; 3° l'*anévrisme par rupture de la membrane interne et moyenne*, ou anévrisme faux; 4° l'*anévrisme mixte*, ou l'*anévrisme faux enté sur un anévrisme vrai ou sur une dilatation.*

Caractères anatomiques. Les dénominations imposées à chacune de ces variétés suffisent seules pour faire comprendre la nature des altérations anatomiques propres à chacune d'elles :

La *dilatation générale* est caractérisée par une augmentation générale du diamètre de l'aorte. Tantôt cette artère dilatée présente dans son intérieur quelques-unes des altérations que nous avons dites appartenir à l'artérite chronique (dépôts cartilagineux, stéatomateux ou calcaires, épaississement, froncement, fragilité de la membrane interne, etc.) ; tantôt, au contraire, les membranes sont dans un état normal ; il est rare cependant que l'on ne trouve pas alors un peu d'hypertrophie de la membrane interne et un peu de rigidité dans le tube artériel. La dilatation générale peut être uniforme et occuper une très-grande étendue du vaisseau, ou ne consister qu'en un seul renflement ; elle peut encore présenter plusieurs séries de renflemenls ovoïdes ou piriformes. Quoique cette dilatation ne dépasse pas d'ordinaire le double du diamètre normal du vaisseau, elle peut cependant aller bien au-delà (trois ou quatre fois son diamètre). Ces dilatations ne renferment presque jamais de caillots lamelleux, à moins qu'il y ait quelque ulcération, ou quelque fissure de la membrane interne ; dans ce dernier cas, jamais ils ne sont assez considérables pour oblitérer complètement la lumière du vaisseau. La dilatation générale de l'aorte a pour siége principal la portion ascendante et la crosse de l'aorte ; quelquefois elle affecte la portion descendante ou verticale de l'aorte thoracique ou abdominale ; elle s'étend ordinairement aux gros troncs qui naissent de la portion dilatée, à l'exception peut-être de la sous-clavière gauche, qui est presque toujours protégée par son obliquité d'insertion sur le tronc d'origine.

La *dilatation partielle*, ou *anévrisme vrai*, diffère de la dilatation générale en ce qu'elle n'occupe qu'une portion limitée de la circonférence de l'aorte, qu'elle se termine brusquement par un rebord marqué, et que le plus souvent le collet est plus étroit que le fond du sac. Elle se distingue de l'anévrisme faux, parce qu'on peut suivre dans son intérieur la membrane interne et moyenne, et qu'on y retrouve les productions morbides qui caractérisent les phlegmasies de ces membranes. L'anévrisme vrai présente beaucoup de variétés dans son volume, depuis celui d'une noix jusqu'à celui d'une tête de fœtus à terme ; on trouve quelquefois des caillots dans les anévrismes vrais : ils sont ordinairement en masses, très-rarement lamelleux, et ils adhèrent par des points limités. Ces tumeurs occupent le plus souvent la portion ascendante et la crosse de l'aorte, et se détachent de la partie antérieure ou latérale du vaisseau, pendant que la partie postérieure et la concavité de la crosse de l'aorte en sont très-rarement affectées ; on ne les observe pas aussi fréquemment que les précédentes.

Toutes les fois que, par une cause quelconque, les membranes interne et moyenne du vaisseau ont éprouvé une solution de continuité, le sang, par son impulsion latérale, soulève la membrane externe et la convertit en un sac, qui communique avec l'intérieur de l'artère par une ouverture ou collet rétréci : c'est ce qu'on appelle *anévrisme faux* ou *par rupture* (1). On a vu quelquefois la membrane externe, au lieu de s'évaser en forme de poche, se laisser soulever peu à peu par le sang, se décoller des parois artérielles dans une étendue très-considérable ; enfin, dans un cas peut-être unique et que l'on doit au docteur Shekelton, on a vu le sang, après avoir suivi ce trajet dans l'étendue de quatre pouces, pénétrer de nouveau, à travers les membranes interne et moyenne, dans le canal artériel, qui était oblitéré par la pression de la tumeur immédiatement au-dessus de cette ouverture. L'anévrisme faux ne présente aucune trace de membrane interne. Sa surface intérieure, recouverte de produits inflammatoires chroniques, est tapissée de caillots fibrineux lamel-

(1) Existe-t-il, ainsi que le pensaient Haller, Dubois et Dupuytren, une variété d'anévrisme dans laquelle la membrane interne fait hernie à travers la membrane fibreuse déchirée, et supporte, avec la tunique celluleuse, le choc du sang ? Nous ne le pensons pas : car la membrane interne des artères, ainsi que l'ont prouvé les expériences de Hunter, de Scarpa, de Home, ne jouit d'aucune élasticité, et se rompt plutôt que de se laisser distendre.

liformes, qui contractent des adhérences avec cette surface. Son volume est variable ; il occupe plus souvent l'aorte descendante, tandis que l'anévrisme par dilatation et l'anévrisme vrai occupent le plus souvent la portion ascendante et la crosse de l'aorte.

Si à l'anévrisme vrai s'ajoute l'anévrisme faux, on a ce qu'on appelle l'*anévrisme mixte :* c'est-à-dire que les tuniques interne et moyenne de la portion dilatée se rompent, et que la membrane externe, supportant seule l'impulsion latérale, se dilate en forme de sac surajouté. Ces anévrismes, qui sont les plus communs, communiquent avec l'intérieur de l'aorte par une ouverture rétrécie, et présentent des variétés infinies dans leur forme, leur volume, etc.

Considéré d'une manière générale, le volume d'un anévrisme est en rapport direct avec la nature des parties voisines, ou plutôt avec le degré d'extensibilité dont elles sont douées. A mesure que la tumeur fait des progrès, les tuniques de l'artère s'amincissent et se déchirent ; la tunique celluleuse, qui résiste seule, convertit par sa dilatation l'anévrisme vrai en anévrisme faux ; plus tard, cette membrane se rompt elle-même, et la gaîne celluleuse du vaisseau oppose seule un obstacle à l'effusion du sang. Enfin, lorsque cette dernière cède à son tour, les parties contiguës, quelle que soit leur nature, contractent des adhérences avec la tumeur, et concourent à former les parois du sac. Les os, les viscères eux-mêmes peuvent être compris dans la tumeur. Mais les adhérences se rompent, et le sac s'ouvre dans la cavité de ces organes, poumons, œsophage, intestins, estomac, vessie, etc., ce qui amène le plus souvent la mort immédiate. Parmi les altérations que les anévrismes font éprouver aux parties qui en sont voisines, nous citerons comme curieuses les érosions des os : tantôt ils sont excavés, quoique encore pourvus de leur périoste ; tantôt le périoste est détruit et ils sont érodés profondément, sans qu'on trouve aucune trace de suppuration, aucun détritus osseux ; ce qui conduit à rapporter ces altérations plutôt à une désagrégation mécanique, à une usure véritable, qu'à une inflammation dont rien ne prouve l'existence.

Les caillots que les tumeurs anévrismales renferment à leur intérieur présentent des différences suivant leur siége : les plus concentriques sont formés par du sang faiblement coagulé. Plus en dehors, le caillot est décoloré et plus sec; plus loin se trouvent des caillots de fibrine pure, blanchâtre ou jaunâtre; enfin, en contact avec les parois de la tumeur, des caillots de même nature, mais complètement opaques, friables et semblables à de la fibrine pure. Faiblement adhérents entre eux dans leurs couches les plus concentriques, les caillots sont réunis plus en dehors par un tissu cellulaire fin, lanugineux; et l'adhérence est d'autant plus intime que les caillots sont plus anciens. Règle générale : la quantité et la consistance des caillots sont d'autant plus considérables que l'ouverture qui mène à l'intérieur de l'anévrisme est moins grande et que l'intérieur du sac est parsemé d'un plus grand nombre d'aspérités.

Causes. Toutes les causes qui augmentent la pression que le sang exerce sur l'artère aorte, ou qui diminuent dans quelques points de son étendue la résistance que cette artère oppose à la force distensive du sang, peuvent amener un anévrisme de l'aorte. Parmi les causes de la première espèce, nous plaçons l'hypertrophie du ventricule gauche, les obstacles à la circulation artérielle, les efforts violents et prolongés; parmi les seconds, toutes les maladies des parois artérielles qui diminuent la contractilité des parois du vaisseau.

Les anévrismes de l'aorte sont plus communs chez les hommes que chez les femmes; mais il ne paraît pas que cette différence soit aussi grande que pour les anévrismes des membres.

Les ruptures des anévrismes surviennent sous l'influence de causes qui augmentent l'énergie de la circulation artérielle (efforts violents, cris, etc.); cependant cette rupture peut être le résultat des simples progrès de la maladie.

Symptômes. A. Symptômes généraux.—Les symptômes généraux sont en grande partie identiques avec ceux des maladies organiques du cœur : on observe des palpitations, de la dyspnée, de la toux, de la tendance à la syncope, des rêves effrayants et des réveils en sursaut, l'hémoptysie, la teinte livide de la face, les congestions cérébrales et hépatiques, l'infiltration séreuse, etc. C'est que, en effet, la cause déterminante de tous ces symptômes se trouve toujours dans un obstacle à la circulation, que cet obstacle dépende de l'anévrisme seul, ou de l'anévrisme et de l'hypertrophie du cœur à laquelle l'anévrisme donne tôt ou tard naissance, surtout s'il occupe la portion ascendante et la crosse de l'aorte. Cette complication d'une maladie de la substance musculaire du cœur a pour résultat d'imprimer une plus grande intensité aux symptômes précédents; et c'est ce qui explique pourquoi l'on voit des tumeurs anévrismales durer des années sans produire des symptômes graves, tandis qu'il n'en est plus ainsi lorsqu'il s'y joint une hypertrophie ou une dilatation. Parmi les signes généraux, quelques-uns sont plus caractéristiques, surtout quand on peut les contrôler par les signes stéthoscopiques : nous citerons une *sensation de constriction et de plénitude* qu'éprouve le malade, l'*irrégularité du pouls*, le *ralentissement de la diastole artérielle* à l'une ou à l'autre radiale, la *respiration* sifflante ou râlante, la *voix* éteinte, l'*affaiblissement du murmure vésiculaire* dans un poumon, et son *caractère puéril* dans l'autre, la *dyspnée* extrême revenant souvent par accès, la *gêne de la déglutition*, une *douleur* térébrante dans la colonne vertébrale, se propageant à l'épaule, au cou et au bras, avec sensation d'engourdissement, de fourmillement et commencement de paralysie de ce membre, enfin un *état variqueux* des veines de la partie supérieure ou inférieure du tronc, résultant de la compression que la tumeur exerce sur l'un des gros troncs veineux.

B. *Symptômes locaux.* 1° *Symptômes physiologiques.* Il est rare qu'il existe une véritable *douleur* dans le cas d'anévrisme de l'aorte : c'est le plus souvent un sentiment de malaise et de gêne dans le point qui en est le siége; cependant, dans quelques circonstances, les malades éprouvent une douleur atroce, par suite de la compression que la tumeur exerce sur certains organes. Lorsque l'anévrisme de l'aorte est assez volumineux pour être en contact avec les parois abdominales ou thoraciques, on perçoit, dans l'endroit qu'occupe la tumeur, des *battements simples*, parfaitement isochrones avec l'impulsion du cœur, qui soulèvent quelquefois la poitrine avec une grande violence; dans certains cas, on reconnaît une *tumeur* pulsatile, agitée par des battements isochrones à la systole ventriculaire. Ce dernier signe est un de ceux qui fournissent le plus de présomptions en faveur de l'existence d'un anévrisme ; enfin on observe quelquefois (mais pour les anévrismes de l'aorte thoracique seulement) une véritable *voussure* des parois de la poitrine. 2° *Signes physiques. Percussion.* Toutes les fois que la tumeur a le volume d'un œuf et qu'elle est assez superficielle pour qu'on puisse se mettre en rapport avec elle, lors même qu'il faut déprimer des parties placées plus superficiellement, on trouve une matité anomale à la percussion. Cette matité est rarement absolue, et elle est en rapport direct avec le volume de la tumeur. *Auscultation.* Lorsqu'on applique l'oreille ou le stéthoscope sur une tumeur anévrismale, on entend ordinairement un *murmure* simple, et parfois double : de ces deux murmures, le premier coïncide avec la systole des ventricules et la diastole artérielle ; le second, quand il existe, coïncide avec la systole artérielle. Le *murmure diastolique* de l'artère aorte consiste en un bruit profond, rauque, très-court, qui commence et se termine brusquement, et qui est quelquefois plus intense que les plus forts murmures cardiaques : il ressemble quelquefois parfaitement au bruit que produit le passage d'une râpe sur un corps très-dur. Ce murmure est à son maximum dans l'anévrisme par dilatation, et il présente un caractère d'autant plus rude que l'intérieur du vaisseau est plus parsemé d'aspérités rudes et surtout osseuses. Dans les anévrismes anciens, dont les parois sont épaissies par des concrétions fibrineuses, on n'entend qu'un bruit sourd et éloigné. Le *murmure systolique* de l'anévrisme de l'aorte, qui dépend ou bien de la réaction du tissu artériel sur le sang qui vient de le distendre, ou du reflux du sang à travers une ouverture étroite dans la cavité normale du vaisseau, ne présente jamais le caractère rude du murmure diastolique ; le plus souvent il a le caractère du bruit du soufflet ; dans quelques cas rares, il est légèrement sibilant. Ce murmure systolique artériel se rencontre principalement dans la dilatation considérable de l'aorte, et dans l'anévrisme sacciforme, mais seulement pendant que les concrétions polypeuses sont peu nombreuses. Le murmure systolique de l'anévrisme de l'aorte est susceptible de disparaître à une époque plus ou moins avancée de la maladie ; il en est au reste de même du murmure diastolique dans le cas d'anévrisme sacciforme, et lorsque la cavité anévrismale est complètement remplie par des caillots. Le *frémissement vibratoire* constitue encore un signe caractéristique de l'existence d'un anévrisme; il est beaucoup plus prononcé dans la dilatation simple que dans les anévrismes sacciformes, surtout si la dilatation s'accompagne d'aspérités nombreuses à la surface interne de l'artère; il manque souvent dans l'anévrisme sacciforme, parce que la plus grande partie du sang continue silencieusement son trajet direct le long du canal lisse de l'artère, et qu'il n'entre qu'une petite quantité de sang dans la cavité du sac. Ce phénomène se rencontre peu dans les tumeurs anévrismales anciennes. Tels sont les symptômes qui appartiennent à l'anévrisme de l'aorte considérée d'une manière générale; examinons maintenant les symptômes locaux et généraux qui appartiennent à chacune des variétés de l'anévrisme de l'aorte en particulier.

A. *Anévrisme par dilatation de la crosse et de la portion ascendante de l'aorte. — Symptômes locaux :* 1° Des battements au-dessus des deux clavicules, au niveau de leurs extrémités sternales, plus forts du côté droit quand la dilatation est bornée à la portion ascendante, et ne se percevant sous le sternum ou sous les côtes que lorsque la dilatation est énorme; 2° un murmure rauque (*bruit de râpe*) isochrone avec le pouls, court, commençant brusquement et se terminant de même, se percevant au-dessus des deux clavicules, et mieux au-dessus de la clavicule droite, lorsque la dilatation n'affecte que la portion ascendante; ce murmure se propage ordinairement en arrière de la poitrine; 3° un frémissement vibratoire, qui se perçoit à son maximum le plus souvent au-dessus des clavicules, et dans quelques circonstances au-dessous, lorsque l'anévrisme porte principalement sur la portion ascendante. (Dans ce dernier cas, le frémissement vibratoire se perçoit toujours au-dessus des clavicules, surtout de la droite.)

Symptômes généraux. Ils peuvent manquer complètement. Lorsqu'ils existent, ils ne présentent jamais une grande intensité, à moins qu'il y ait complication de maladie organique du cœur.

B. *Anévrismes sacciformes.* — 1° *Anévrismes sacciformes de l'aorte thoracique. Symptômes locaux :* 1° Des battements se percevant au-dessus et au-dessous des clavicules, mais toujours plus forts au-dessous. Lorsque l'anévrisme occupe la portion ascendante de l'aorte, c'est sous le sternum ou à droite de cet os que l'on perçoit l'impulsion. Si la tumeur a son siége au commencement ou au milieu de la crosse, on les trouve au-dessus et au-dessous de la clavicule droite et au sommet du sternum. Les anévrismes qui affectent le commencement de la portion descendante de l'aorte produisent des battements au-dessus et au-dessous de la clavicule gauche; quant aux anévrismes de la portion descendante, ils sont trop profondément placés pour qu'on puisse percevoir des battements, à moins que les côtes aient été détruites et qu'il existe une tumeur sensible à l'extérieur; 2° dans quelques circonstances on trouve une véritable tumeur, soit dans les espaces intercostaux, soit sous le sternum, quelquefois même au-dessus des clavicules; cette tumeur est pulsatile, sans changement de couleur à la peau; mais, après un certain temps, la peau prend une teinte livide; 3° les anévrismes sacciformes produisent, bien plus souvent que les anévrismes par dilatation, la voussure d'une portion de la poitrine: cette voussure porte ordinairement sur la portion supérieure du côté droit de la poitrine ou vers le sommet du sternum; 4° en même temps matité à la percussion, coïncidant avec une absence complète du murmure respiratoire dans ce point; 5° un murmure rude, mais plus faible et moins *râpeux* que dans l'anévrisme par dilatation : ce murmure se perçoit quelquefois mieux du côté opposé à celui qui est le siége de la tumeur; il se perçoit souvent en arrière, quelquefois mieux du côté gauche de l'épine que du côté droit; ce qui indique alors que l'affection porte principalement sur l'aorte descendante; 6° un frémissement vibratoire, se percevant à son maximum au-dessus des clavicules, très-peu au-dessous, à moins qu'il existe une tumeur appréciable à l'extérieur; ce frémissement, toujours plus faible dans les anévrismes sacciformes que dans ceux par dilatation, disparaît souvent dans les anévrismes anciens et volumineux qui sont obstrués par des caillots.

Parmi les *symptômes généraux*, les plus fréquents sont une

sensation de resserrement de la trachée, avec respiration sifflante ou raucité et extinction de la voix; de la difficulté à avaler; des douleurs variables dans leur siége, tantôt occupant la région vertébrale et y produisant une véritable térébration: tantôt irradiant vers l'épaule gauche, le bras et l'avant-bras du même côté, et s'accompagnant d'engourdissement et demi-paralysie dans ce membre: tantôt ne consistant qu'en un sentiment de pesanteur ou de plénitude vers la poitrine; le gonflement des veines de la base du cou; des différences entre les deux pouls; et enfin quelquefois des symptômes qui appartiennent aux maladies organiques du cœur.

2° *Anévrismes sacciformes de l'aorte abdominale. Symptômes locaux* : 1° Tumeur dans la cavité abdominale, présentant des battements d'une violence extrême, accompagnés d'un fort mouvement de soulèvement. Par l'application du stéthoscope, on reconnaît que les dimensions latérales de la tumeur dépassent celles de l'aorte normale; que l'expansion latérale est en général égale ou presque égale à l'expansion d'arrière en avant, et que cette tumeur, bien qu'arrondie, est fixe dans le point qu'elle occupe; 2° de la matité à la percussion, pourvu que la tumeur soit superficielle et qu'elle ait au moins le volume d'une pomme; 3° un murmure soufflant, court et brusque, qui ne présente jamais la rudesse de celui de l'aorte pectorale: ce murmure est isochrone à la diastole artérielle; il a ordinairement son maximum d'intensité au niveau de l'ouverture du sac. Ce murmure peut manquer, et il suffit, dans quelques circonstances, comme l'a proposé M. Corrigan, de faire coucher le malade dans la position horizontale, la tête basse et les pieds élevés, pour le faire reparaître.

Les *symptômes généraux* sont souvent nuls. Quand ils existent, ils consistent en des troubles variés des fonctions digestives, le plus souvent avec œdème des extrémités.

Diagnostic. Le diagnostic de l'anévrisme de l'aorte et de ses variétés en particulier est toujours enveloppé d'une grande difficulté. Cependant lorsqu'on trouve des battements appréciables, de la matité à la percussion, et un murmure rude, brusque et court, on a déjà de grandes probabilités en faveur de cet anévrisme; ces probabilités se transforment en certitude lorsqu'on rencontre une tumeur agitée de mouvements d'expansion générale.

Les anévrismes de l'aorte pectorale doivent être distingués avec soin des *maladies du cœur* qui peuvent donner lieu à des symptômes analogues, des tumeurs de diverse nature qui peuvent être le siége de battements, et des anévrismes du tronc brachio-céphalique, de l'artère carotide primitive et sous-clavière à leur origine. Lorsque le cœur devient plus volumineux, son impulsion augmente, et les battements qui en résultent pourraient être pris pour ceux d'un anévrisme, si ces battements n'occupaient la région précordiale et surtout la pointe du cœur, tandis que dans l'anévrisme les battements ont ordinairement leur siége au-delà de la région cardiaque sur le trajet de l'aorte, et que l'on trouve alors deux centres de mouvement (la tumeur et le cœur). Dans l'*insuffisance* des valvules aortiques, qui se complique souvent d'augmentation de volume du cœur, on trouve bien quelques symptômes qui ont du rapport avec l'anévrisme : ainsi, un murmure constant, très-prononcé, au-dessus des clavicules; mais ce bruit est moins rauque ; l'impulsion artérielle qui l'accompagne est bondissante; de plus, on trouve les signes physiques de cette maladie. Les *tumeurs*, qui sont le siége de battements lorsqu'elles occupent la cavité thoracique, ne s'accompagnent pas ordinairement de murmure, ni d'impulsion, ni de frémissement au-dessus des clavicules, la circulation ne présente aucun trouble, et s'il en existe, ils ne sont jamais en rapport avec l'étendue apparente de la maladie. Lorsque ces tumeurs sont situées à la région cervicale, le diagnostic devient encore plus facile : ces tumeurs donnent rarement lieu à autre chose qu'à un sifflement faible; les battements et les bruits sont parfaitement limités au côté affecté; et il suffit de palper la tumeur pour reconnaître qu'elle n'a pas d'expansion latérale; enfin, en la déplaçant de dessus l'artère sous-jacente, on fait cesser complètement les battements et le murmure. Restent les *anévrismes* des troncs qui naissent de la crosse de l'aorte. Mais on trouve, dans ces circonstances, sur le trajet respectif de ces artères, des battements avec murmure et frémissement, parfaitement circonscrits et bornés au côté affecté. Ces signes sont toujours superficiels et fort distincts. Cependant, en quelques cas, il est excessivement difficile de distinguer un anévrisme de l'aorte des tumeurs anévrismales de ces artères : lorsque, par exemple, l'anévrisme aortique, au lieu de se développer dans la poitrine, se place dans le triangle sus-claviculaire, s'y développe, et ne s'accompagne d'aucun murmure ou frémissement, ainsi que nous l'avons vu récemment.

Le diagnostic des anévrismes de l'aorte abdominale est peut-être encore entouré de plus grandes difficultés. Il arrive souvent qu'on ne trouve qu'une partie des signes qui caractérisent cette maladie : aussi faut-il, alors, ne porter qu'un diagnostic probable, attendre et observer.

Toutes les *tumeurs* de la cavité abdominale, quelle que soit leur nature (cancer de l'estomac ; hypertrophie du foie ; tumeurs du pancréas, du mésentère, de l'épiploon, de l'arc transverse du colon, ou du diaphragme ; accumulation de matières fécales indurées, de concrétions intestinales et de masses de vers), peuvent, lorsqu'elles sont placées au-dessus de l'aorte, transmettre les battements de cette artère, et déterminer un murmure ; mais l'impulsion et les murmures que produisent ces tumeurs sont faibles comparativement à ceux des tumeurs anévrismales, et elles ne présentent jamais d'expansion latérale ; enfin, on peut quelquefois faire cesser leurs rapports avec l'aorte, et reconnaître que l'artère n'a pas augmenté de volume. L'hypertrophie du foie se reconnaît à une augmentation de matité, faisant suite à celle de la région hépatique ; les tumeurs du colon, de l'estomac, de l'épiploon, sont superficielles et presque toujours mobiles ; les tumeurs formées par des amas de matières fécales disparaissent par l'usage des purgatifs. Restent les *anévrismes* du tronc cœliaque et de ses branches, de l'artère mésentérique supérieure. Ces anévrismes se distinguent de l'anévrisme de l'aorte par le caractère superficiel de l'impulsion et du murmure qui l'accompagne, par leur facilité à se déplacer, et parce que l'on peut toujours reconnaître que l'aorte a son calibre normal. On se servira encore avec avantage, pour le diagnostic, des antécédents et des symptômes généraux de la maladie ; par exemple, si le malade est en proie à une cachexie cancéreuse, il y aura beaucoup de probabilités pour l'existence d'une tumeur de même nature ; ainsi des autres circonstances. On perçoit quelquefois sur le trajet de l'aorte des battements qui pourraient jeter des doutes dans l'esprit des médecins peu expérimentés (*pulsations nerveuses*). Pour éviter toute erreur, il suffira de remarquer que le cercle des battements est limité transversalement ; que l'impulsion, au lieu d'être graduelle, est brusque ; que le murmure, quand il existe, est très-court et se perçoit sur tout le trajet du vaisseau, au lieu d'être circonscrit dans un point ; enfin, que l'on observe chez le malade tous les signes d'un état anémique et d'une vive irritabilité nerveuse.

Marche, durée, terminaisons et pronostic. La marche de l'anévrisme est ordinairement assez lente ; pendant longtemps la tumeur est cachée, sans que le malade lui-même s'en aperçoive ; ce n'est que lorsqu'elle a pris un certain volume, et surtout lorsqu'elle a déterminé des troubles vers le cœur, que l'on voit survenir des symptômes généraux graves ; tout étant égal, la marche est subordonnée à la résistance des parties qui entourent l'anévrisme. La durée de cette maladie est ordinairement assez longue et dépend de sa forme, de la situation de la tumeur, du genre de vie du malade. Il n'est pas rare de voir des malades vivre une série d'années avec un anévrisme de l'aorte et surtout avec un anévrisme par dilatation. La durée peut cependant en être courte. Les anévrismes, par exemple, qui naissent immédiatement au-dessus du ventricule gauche, privés qu'ils sont de membrane celluleuse, se rompent de très-bonne heure dans le péricarde. Les anévrismes aortiques se terminent ordinairement par rupture au bout d'un temps plus ou moins long ; dans quelques cas heureux et fort rares, on observe la guérison spontanée de ces tumeurs. La rupture se fait au moyen d'une escarre, ou d'une déchirure, suivant la nature du tissu qui se perfore. La peau et les membranes muqueuses présentent une escarre, les membranes séreuses, au contraire, se rompent par une fissure ou déchirure. Les anévrismes de l'aorte pectorale peuvent s'ouvrir dans les bronches, dans la trachée, dans l'œsophage, dans la cavité gauche de la plèvre, dans le médiastin postérieur, dans le péricarde, dans le ventricule droit (1), dans l'artère pulmonaire (2); ceux de l'aorte abdominale peuvent s'ouvrir dans les viscères abdominaux, les intestins, la vessie, etc., dans la cavité du péritoine, dans le canal vertébral, et, suivant quelques personnes, dans le tissu cellulaire sous-péritonéal, etc. La guérison spontanée est rare dans les anévrismes de l'aorte.

Traitement. Rendre à l'artère son élasticité normale et la ramener à son volume ordinaire, déterminer la formation de concrétions fibrineuses dans l'intérieur du sac lorsque l'artère ne peut revenir sur elle-même, prévenir par tous les moyens possibles la rupture de la tumeur, telles sont les indications que le praticien doit se proposer dans le traitement de l'anévrisme de l'aorte. Les ressources de l'art sont le plus souvent insuffisantes pour rendre aux artères l'élasticité qu'elles ont perdue, et elles sont surtout sans résultat quand il y a déjà une rupture des membranes du vaisseau. Pour remplir la première indication, il faut faire disparaître les causes qui diminuent l'élasticité du tissu artériel : si cette cause est toute locale, et résulte d'une altération matérielle des parois, on la combattra par les antiphlogistiques directs et surtout par des révulsifs puissants, vésicatoires, cau-

---

(1) Voici quels sont les signes de cette rupture : *Signes locaux* : 1° Un murmure systolique et diastolique fort, rude et superficiel, joint à un roulement continu ; le maximum se trouve au-dessus du bord de la quatrième côte près du sternum, et de là sur le trajet de l'artère pulmonaire jusqu'à l'espace compris entre la deuxième et la troisième côtes ; 2° un frémissement vibratoire dans les mêmes points ; 3° faiblesse ou extinction du second bruit près des clavicules. *Signes généraux* : 1° Pouls extrêmement bondissant ; 2° hydropisie considérable, rapide et universelle ; 3° une teinte livide comme cyanosée de la face ; 4° tous ces symptômes ordinairement survenus brusquement à la suite d'un violent effort (Hope).

(2) Voici les signes de cette dernière rupture : *Signes locaux:* 1° Un murmure très-rude, très-fort et superficiel, se prolongeant continuellement du premier au second bruit, ayant son maximum sur le trajet de l'artère pulmonaire ; 2° un frémissement vibratoire dans cette artère et dans le second espace intercostal ; 3° un affaiblissement du second bruit près des clavicules. *Signes généraux :* 1° Le pouls bondissant ; 2° l'hydropisie rapide et générale ; 3° une teinte cyanosée de la face ; 4° le développement de tous ces accidents à la suite d'un effort.

tères profonds appliqués dans le voisinage de la tumeur; si, au contraire, la cause se trouve tout entière dans l'augmentation d'impulsion du sang que chasse le ventricule gauche, il faudra employer tous les moyens qui diminuent l'énergie des contractions du cœur, et la quantité de liquide que cet organe chasse à chaque instant dans le torrent circulatoire ; ces moyens sont les mêmes que ceux auxquels on a recours pour amener la formation de caillots : ils se composent du repos le plus absolu du corps et de l'esprit, d'une nourriture légère, peu abondante et peu stimulante, de l'emploi de la digitale dont on suspendra l'usage de temps en temps, et surtout des déplétions sanguines. Les saignées employées suivant la méthode d'Albertini et de Valsalva ont joui, dans le traitement de cette maladie, d'une faveur qu'elles n'ont plus aujourd'hui. A l'aide des saignées répétées et d'une diète sévère, Valsalva réduisait les malades à un tel état de faiblesse qu'ils pouvaient à peine ôter le bras du lit ; après que ce médecin avait tiré tout le sang qu'il jugeait convenable, il diminuait de jour en jour la quantité des aliments et des boissons jusqu'à ne donner aux malades qu'une demi-livre de bouillie le matin et moitié moins le soir, et rien autre chose si ce n'est de l'eau en très-petite quantité; il leur rendait ensuite peu à peu les aliments et les boissons. Ce traitement compte de beaux succès; mais on ne s'étonnera pas des revers nombreux qu'il a essuyés si l'on réfléchit que, en diminuant ainsi la quantité du sang, on l'altère, on le prive de la faculté de se coaguler, et que, en plongeant le malade dans un état voisin de l'anémie, on accélère les battements du cœur et on leur donne une brusquerie extrême; enfin, dans le cas où il existe une maladie du cœur concomitante, ce traitement peut avoir pour résultat de déterminer une syncope prolongée qui peut être funeste. Le traitement d'Albertini et de Valsalva est donc dangereux; il est en même temps si sévère qu'il est difficile de rencontrer des sujets qui veuillent s'y soumettre longtemps; les saignées de 250 à 300 grammes, répétées à des intervalles plus éloignés, de quinze jours à un mois, d'autant plus abondantes et plus souvent répétées que les sujets seront plus robustes, plus pléthoriques et répareront ces pertes avec plus de facilité, rempliront parfaitement le but.

Autrement dit, nous proposons, contre l'anévrisme de l'aorte, le traitement que nous avons déjà indiqué dans l'hypertrophie : seulement on insistera plus ou moins sur ce traitement, suivant la nature de la tumeur ; il sera fort sévère dans l'anévrisme mixte ou faux (dont le siége est le plus souvent dans l'aorte descendante, thoracique, et abdominale), parce qu'on obtient quelquefois la guérison par la formation de concrétions fibrineuses ; il sera beaucoup moins rigoureux dans l'anévrisme par dilatation, dont la marche n'est pas aussi rapide. Ce traitement sera continué pendant un an ou deux ; et lorsque l'on pourra supposer que le malade est guéri, il faudra lui faire garder le repos pendant une année au moins.

Lorsque l'anévrisme de l'aorte vient faire saillie à l'extérieur, une nouvelle indication se présente : il faut préserver la tumeur contre les agents extérieurs, en même temps que, au moyen d'applications froides et astringentes, on cherchera à obtenir la coagulation dans l'intérieur du sac. Lorsque la tumeur a besoin d'être soutenue, on peut le faire avec un emplâtre de belladone ; enfin lorsqu'elle est énorme et que l'on craint une rupture, on la protége par une enveloppe métallique ou en caoutchouc.

CHAPITRE XI.

ANÉVRISME DE L'ARTÈRE PULMONAIRE.

L'anévrisme de l'artère pulmonaire est excessivement rare, et la seule variété que l'on connaisse est l'anévrisme par dilatation. Cette dilatation peut donner à l'artère jusqu'à 13 centimètres de circonférence à son intérieur.

Les symptômes qui annoncent son existence sont les suivants : *Symptômes généraux :* 1° Des battements avec frémissement vibratoire entre les cartilages des deuxième et troisième côtes gauches, décroissant de haut en bas, mais *ne se percevant pas au-dessus des clavicules ;* 2° une légère voussure dans ce point ; 3° un bruit de scie excessivement fort, superficiel et rude, qui se perçoit au-dessus des clavicules et dans toute la région précordiale, et dont le maximum se trouve sur la voussure entre la deuxième et la troisième côtes. *Symptômes généraux:* Ceux de l'hypertrophie avec dilatation, qui accompagne ordinairement cet état morbide.

On ne pourrait confondre la dilatation de l'artère pulmonaire qu'avec la dilatation de l'aorte et son anévrisme sacciforme; mais jamais, dans le cas de dilatation ou d'anévrisme de l'aorte ascendante, on ne trouve de battements entre la deuxième et la troisième côtes; et, lors même qu'une tumeur anévrismale de la crosse de l'aorte viendrait détruire les cartilages des deuxième et troisième côtes gauches, la confusion ne serait pas possible parce que les anévrismes de l'aorte sont très-volumineux, et que le murmure qu'ils produisent est grave et éloigné, au lieu d'être aigu et superficiel, et qu'en outre le frémissement se percevrait au-dessus des clavicules, tandis qu'on ne l'y perçoit jamais dans le cas de dilatation de l'artère pulmonaire. On ne sait rien sur les causes, la marche, la durée, le pronostic et le traitement de l'anévrisme par dilatation de l'artère pulmonaire. Il est très-probable que tout ce que nous avons dit pour la dilatation de l'aorte peut s'appliquer à l'artère pulmonaire.

CHAPITRE XII.

VICES DE CONFORMATION DU COEUR.

Les vices de conformation du cœur sont des imperfections ordinairement congéniales dans la structure du cœur, qui consistent en un excès ou en un défaut de développement de certaines parties, ou bien encore en une configuration anomale de quelques-unes d'entre elles. Il nous serait bien difficile de faire entrer dans cette classification toutes les espèces connues des vices de conformation parce qu'elles se combinent deux à deux, trois à trois, etc., de manière à rendre le classement presque impossible. Voici en peu de mots, et en commençant par les vices de conformation les plus considérables, les altérations congéniales qu'on a observées :

1° Le cœur est simple (comme celui des poissons) ; il consiste en une oreillette et en un ventricule, d'où se détache un tronc qui se divise en aorte et en artère pulmonaire. Les enfants porteurs de ce vice de conformation meurent ordinairement dans les premiers jours qui suivent leur naissance.

2° Le cœur est composé de deux oreillettes et d'un ventricule (comme celui des reptiles). On a vu un sujet vivre vingt-deux ans avec ce vice de conformation.

3° Le trou de Botal persiste : ce vice de conformation, qui est très-commun, s'observe quelquefois dans la vieillesse la plus avancée.

4° Le trou de Botal et le canal artériel persistent et sont tous deux perméables ; quelquefois, en même temps, l'artère pulmonaire est oblitérée à son origine. On a même vu la cavité du ventricule droit presque entièrement effacée ; et, dans deux cas, une perforation de la cloison des ventricules.

5° La cloison des ventricules est perforée, l'ouverture est étroite ; et bien que rapprochée de l'origine de l'aorte, elle ne communique pas avec cette artère : quelquefois, en même temps, l'artère pulmonaire est rétrécie et le trou de Botal est ouvert.

6° La cloison des ventricules manque en totalité, et celle des oreillettes est incomplète.

7° L'oreillette droite s'ouvre dans le ventricule gauche, au lieu de s'ouvrir dans le ventricule droit ; le trou de Botal persiste et les ventricules communiquent entre eux par une ouverture située immédiatement au-dessous des valvules de l'aorte.

8° L'aorte naît à la fois des deux ventricules : c'est-à-dire que la cloison des ventricules manque au niveau des valvules de l'aorte ; ce qui établit une libre communication entre les deux ventricules et ce vaisseau ; en même temps que ce vice de conformation, on trouve le plus souvent un rétrécissement de l'artère pulmonaire, quelquefois une persistance du trou de Botal, et même une altération de l'artère pulmonaire avec perméabilité du canal artériel.

9° L'aorte naît du ventricule droit, et l'artère pulmonaire du ventricule gauche ; le trou de Botal et même le canal artériel persistent.

10° L'artère pulmonaire naît des deux ventricules, et le trou de Botal persiste ; l'aorte descendante est entièrement fournie par cette artère, pendant que l'aorte ascendante suit sa distribution habituelle.

11° La crosse de l'aorte est double.

12° Le trou de Botal est fermé chez le fœtus.

13° Les valvules du cœur, et surtout les valvules du cœur droit présentent des vices de conformation congéniaux (rétrécissements ou insuffisances, etc.) : ces maladies se compliquent de communications anomales entre les cavités du cœur, du rétrécissement des troncs artériels et des cavités correspondantes.

De tous les vices de conformation, de toutes les causes qui amènent une communication entre les deux côtés du cœur, ce qu'il y a de plus commun c'est la persistance du trou de Botal, dépendant ou de ce que les valvules qui ferment cette ouverture n'ont pas contracté d'adhérence (ce qui est le cas le plus ordinaire), ou bien de ce que ces valvules ne se sont pas développées. Dans ce dernier cas, l'ouverture peut être dilatée et avoir jusqu'à 3 centimètres de large. Ce vice de conformation est congénial ; mais le développement de tous les accidents qui annoncent la communication des cavités droite et gauche survenant immédiatement après une chute ou un violent effort, nous fait regarder comme très-probable qu'il peut y avoir après la naissance rupture de la membrane qui bouche l'ouverture, ou décollement des feuillets qui la ferment.

Le mélange du sang artériel et du sang veineux est une conséquence presque inévitable d'une communication établie entre les deux côtés du cœur, quelle qu'en soit la cause. Cependant il peut y avoir des exceptions : par exemple, lorsque les deux feuillets de la valvule n'ont pas contracté d'adhérence, leur rapprochement par la pression qui s'exerce sur eux des deux côtés d'une manière continue suffit pour empêcher le mélange du sang artériel et du sang veineux ; on pourrait encore concevoir le cas où l'ouverture étant large, le sang exercerait de chaque côté de cette ouverture une pression qui ferait équilibre à celle du côté opposé ; mais il faut plutôt regarder ce cas comme une supposition et une hypothèse que comme une réalité.

La communication des cavités droite et gauche du cœur a pour résultat presque constant l'*hypertrophie avec dilatation* des cavités droites. Serait-il vrai, ainsi que le pensent MM. Bertin et Bouillaud, que le développement de l'hypertrophie résulte de la pénétration dans les cavités droites d'une certaine quantité de sang artériel, doué de qualités plus irritantes et plus nutritives que le sang veineux ? Nous ne nions pas l'influence de cette cause ; mais si l'on réfléchit que les vices de conformation de cette espèce, dans lesquels l'hypertrophie des cavités droites est à son maximum, sont ceux dans lesquels le rétrécissement de l'orifice pulmonaire coïncide avec la persistance du trou de Botal, on arrive à conclure que la pénétration du sang artériel n'est qu'une des moindres causes du développement hypertrophique de ces cavités, et que la cause la plus puissante se trouve dans le rétrécissement de l'orifice qui accompagne presque constamment les communications anomales des cavités cardiaques. Objecterait-on que, dans le cas de rétrécissement de cet orifice, l'ouverture anomale suffit largement à l'écoulement du sang ? Nous répondrons qu'on ne peut douter que le ventricule se vide moins bien à travers une ouverture artificielle qu'à travers une ouverture naturelle. La cause de l'hypertrophie des cavités droites, dans le cas de communication entre les cavités du cœur, nous la voyons principalement dans le rétrécissement de l'orifice de l'artère pulmonaire. Quant à la dilatation, elle nous paraît due à l'excès de distension qu'éprouvent les cavités droites, par suite de l'obstacle à la circulation du sang.

Symptômes. A. *Symptômes généraux de la communication des cavités droites et gauches du cœur :* — Coloration bleue ou violette de la peau (*cyanose*) (1) plus intense que dans toute

---

(1) La cyanose est-elle le résultat du mélange du sang rouge et du sang noir, comme l'ont dit Corvisart et M. Gintrac? ou bien dépend-elle de l'obstacle qu'opposent à la circulation veineuse les maladies des orifices et

autre maladie du cœur ; s'étendant souvent à tout le corps, mais occupant plus particulièrement les ouvertures des membranes muqueuses, les extrémités de la main, du pied, la pulpe des doigts et des orteils, qui sont renflés, fongueux et comme en massue ; un abaissement considérable de température ; des syncopes fréquentes ; parfois des convulsions et une dyspnée extrême, tels sont les symptômes que lui rapportent les auteurs. Certainement on retrouve tous ces signes lorsque le sang artériel et le sang veineux se mélangent dans de larges proportions et que la gêne de la circulation est extrême ; mais dans le cas contraire, les signes généraux ne sont plus que ceux d'une simple maladie des valvules ; c'est alors qu'il devient nécessaire de recourir aux signes physiques de la maladie et aux antécédents du malade, afin de pouvoir porter un diagnostic.

B. *Symptômes locaux :* — L'augmentation de la matité à la *percussion* indique l'hypertrophie ou la dilatation des ventricules ; l'accroissement de *l'impulsion* au-dessous du sternum annonce l'hypertrophie du ventricule droit. *L'auscultation* fait percevoir un murmure excessivement *fort, superficiel et rapproché,* dont le maximum se trouve immédiatement au-dessus des valvules semi-lunaires, c'est-à-dire au niveau du bord inférieur de la troisième côte. Si ce murmure dépend d'un rétrécissement de l'orifice de l'artère pulmonaire, il se propage sur le trajet de cette artère jusqu'au niveau du deuxième espace intercostal, en s'accompagnant d'un fré-

---

de la substance musculaire du cœur droit, ainsi que le croyaient Morgagni, M. Louis, Hope, etc.? La question est d'autant plus difficile à résoudre qu'on trouve bien rarement une communication entre les cavités droites et gauches du cœur, sans maladies des orifices ou de la substance musculaire. Cependant, comme il existe un petit nombre d'observations de communications sans altération bien notable de l'appareil circulatoire dans lesquelles la cyanose n'existait pas, ou était peu prononcée, nous pensons que le développement de cette coloration particulière de la peau tient beaucoup plus à l'obstacle mécanique qu'au mélange des deux sangs. Nous n'en continuons pas moins à croire que ce mélange est pour quelque chose dans le développement de ce phénomène, parce que dans les maladies des valvules du cœur droit, si avancées qu'elles soient, on ne trouve jamais une coloration aussi violacée de la peau que lorsqu'il existe une communication anomale entre les deux côtés du cœur.

missement; lorsqu'il résulte d'une communication entre les ventricules droit et gauche, il se perçoit mieux sur le trajet de l'aorte que sur celui de l'artère pulmonaire; lorsqu'il est produit par cette double lésion (le rétrécissement de l'orifice pulmonaire et la communication des ventricules), il se propage sur le trajet de l'aorte et de l'artère pulmonaire.

Diagnostic. Lorsqu'on rencontre les signes précédents, y compris la cyanose, on ne peut avoir que peu de doutes sur l'existence d'une communication entre les cavités droites et les cavités gauches du cœur; la présence d'une hypertrophie du ventricule droit ajoute encore à la certitude. Lorsque, au contraire, on ne trouve pas de cyanose, il faut faire appel aux antécédents du malade : si, dès sa plus tendre enfance, il a présenté les symptômes d'une maladie organique du cœur, si surtout il n'a jamais eu d'endocardite à laquelle on puisse rapporter l'altération des valvules, il est très-probable qu'il y a un vice de conformation du cœur consistant en une communication anomale entre les cavités droites et les cavités gauches. Il faut prendre garde de ne pas confondre le murmure qu'on entend en ces circonstances avec le murmure accompagné de frémissement que l'on entend dans le cas de dilatation de l'artère pulmonaire : on distinguera ce dernier murmure à ce qu'il a son maximum dans le deuxième espace intercostal, au lieu de l'avoir au niveau des valvules.

TROISIÈME CLASSE.

MALADIES NERVEUSES DU CŒUR.

Parmi les maladies qui portent sur les fonctions dynamiques du cœur, nous n'avons à étudier que les *palpitations* et la *syncope :* le *spasme* du cœur, que Laennec a décrit, est généralement regardé comme une maladie imaginaire.

CHAPITRE PREMIER.

PALPITATIONS.

Les palpitations consistent en un accroissement de force et de fréquence des battements du cœur, accroissement qui les rend perceptibles et même désagréables pour le malade. Elles varient en force depuis un degré à peine sensible jusqu'à une violence extrême. Les malades entendent souvent les battements, surtout lorsqu'ils sont couchés sur le côté gauche ; ils peuvent même percevoir dans cette position les deux bruits du cœur. Pendant les palpitations, les bruits du cœur augmentent ordinairement d'intensité ; et, dans quelques circonstances, il se produit un léger bruit de souffle qui cesse et disparaît lorsque la circulation a repris son calme habituel. Les palpitations s'accompagnent encore d'un léger bruit de frottement périphérique, sec et superficiel, qui est dû à la rapidité avec laquelle les deux feuillets du péricarde glissent l'un sur l'autre ; il disparaît avec la cause qui l'a fait naître. En même temps les diastoles artérielles sont courtes, précipitées et les veines des parties latérales du cou se gonflent et se distendent. Les palpitations, quand elles se prolongent, déterminent toujours une sensation de malaise et d'anxiété vers la région précordiale et de la fatigue dans toute l'étendue de la poitrine, de l'essoufflement, quelquefois même une tendance à la syncope.

Les palpitations forment deux grandes classes : celles qui ont pour cause une altération matérielle du cœur (*palpitations par cause organique*), et les palpitations par cause nerveuse (*palpitations par cause inorganique*), qui ne se rattachent à aucune lésion matérielle appréciable de l'organe. Les *palpitations par cause organique* se distinguent des autres par leur persistance, leur ténacité, le trouble profond qu'elles amènent dans les battements du cœur, et dans les bruits qu'elles affaiblissent considérablement, par l'existence enfin des signes propres à l'affection du cœur qui les a produites.

Les *palpitations nerveuses*, dont nous allons seulement parler ici, constituent une maladie très-fatigante ; elles présentent plusieurs variétés qu'il est important de distinguer parce que le traitement est différent, et même quelquefois opposé. Tout étant égal, elles sont d'autant plus violentes que les malades ont une constitution plus nerveuse, un tempérament plus irritable.

Dans la *première variété*, nous placerons les palpitations produites par les affections vives de l'âme, par l'hystérie, l'hypocondrie, la nostalgie, les travaux excessifs surtout de nuit, les excès vénériens, la dyspnée, etc. Ce sont là les *palpitations nerveuses proprement dites.*

Dans la *deuxième variété*, nous placerons les palpitations produites par l'abus des boissons spiritueuses et du régime excitant, et surtout par la pléthore (*palpitations pléthoriques*).

La *troisième variété* se composera des palpitations qui apparaissent chez les individus anémiques et chlorotiques, et qui tiennent à un appauvrissement du sang (*palpitations anémiques*). Ces dernières palpitations sont très-souvent confondues avec les palpitations par cause organique, quoiqu'il soit facile de les distinguer avec un examen attentif, car on trouve tous les caractères de l'anémie, de la chlorose; on peut s'assurer que le cœur n'a pas augmenté de volume, que ses orifices sont à l'état normal, et que les valvules se ferment complètement. En parlant des murmures intra-cardiaques, nous avons déjà donné le moyen de distinguer les murmures par cause organique des murmures par cause inorganique. Nous n'y reviendrons pas. Le cas difficile à reconnaître serait celui où il existerait à la fois des palpitations par cause organique et par cause inorganique : il faudrait alors faire la part de l'une et de l'autre cause.

Marche, Durée, Terminaisons. La marche des palpitations est toujours irrégulière : elles reviennent ordinairement par accès à des intervalles plus ou moins éloignés. Quant à leur durée, elle varie suivant une foule de circonstances et surtout suivant la cause qui les a produites. Il est difficile de fixer une terminaison à une affection aussi passagère. On peut dire cependant que, lorsqu'elles se prolongent, ou se répètent pendant longtemps, elles finissent par amener une hypertrophie ou une dilatation du cœur.

Traitement. Le traitement des palpitations est entièrement subordonné aux causes qui les ont produites : c'est vers cette recherche que doivent tendre les efforts du médecin. Les palpitations de cause morale ne peuvent être combattues que par des moyens moraux. On ne sera pas toujours aussi heureux contre les palpitations produites par l'hystérie ou la nostalgie. Quant à celles qui sont produites par la dyspepsie, on emploiera les moyens qu'on dirige ordinairement contre cette affection des voies digestives. Les palpitations pléthoriques réclament un traitement plus actif: les déplétions sanguines, un régime peu substantiel, de l'exercice, voilà les moyens qui réussissent le mieux. Dans les palpitations anémiques, on aura recours aux toniques, aux ferrugineux, aux bains froids, à un régime substantiel, à un exercice modéré. Les ferrugineux peuvent être considérés comme la pierre de touche de ces palpitations; s'ils ne réussissent pas, il faut se défier et craindre une affection organique; il faut, au reste, varier le médicament et son mode d'administration. Parmi les ferrugineux, nous plaçons au premier rang le sous-carbonate et le lactate de fer.

CHAPITRE II.

SYNCOPE.

Défaillance, lipothymie, syncope, tels sont les trois périodes d'une même affection du cœur, qui consiste en un affaiblissement de l'innervation de cet organe; affaiblissement qui peut aller jusqu'à la suspension complète de son pouvoir contractile.

Nombre de causes peuvent déterminer la syncope : les émotions morales, un sentiment de dégoût, des douleurs physiques, certaines odeurs, les secousses du système nerveux, la soustraction brusque d'une grande quantité de sang, le passage de la station horizontale à la verticale quand les malades sont anémiques, les grands obstacles à la circulation qui agissent en congestionnant le cœur, l'action de certains poisons, comme l'acide hydrocyanique, de certains miasmes, enfin toutes les causes qui, directement ou indirectement, peuvent suspendre pendant quelques instants l'irritabilité du cœur.

Nous n'avons pas besoin d'énumérer les phénomènes bien connus de la syncope : ce sont ceux d'une mort subite, avec cette différence que, dans la majorité des cas, l'individu peut être rappelé à la vie. La durée ordinaire de la syncope est de quelques secondes à quelques minutes; cependant elle peut durer des heures entières; presque jamais la circulation n'est complètement arrêtée; les battements du cœur ne sont pas tout-à-fait suspendus, seulement ils sont très-faibles, mais on perçoit toujours le second bruit. Pendant qu'on entend les bruits du cœur, on peut conserver l'espoir de ramener le malade à la vie.

La syncope, qui ne présente aucune gravité quand elle est nerveuse, devient très-dangereuse quand elle coïncide avec une maladie organique du cœur ou avec l'anémie, parce que la mort subite peut en être la suite.

La syncope purement nerveuse ne réclame d'autre traitement que la position horizontale, l'air frais, l'aspersion subite d'eau froide, et les excitations de la membrane pituitaire avec de l'eau de Cologne ou de l'ammoniac. Celle qui est symptomatique d'une autre maladie, d'une maladie du cœur par exemple, réclame, indépendamment des moyens précédents, l'emploi du traitement propre à cette maladie ; enfin on maintiendra constamment les sujets anémiques dans la position horizontale, jusqu'à ce que la tendance à la syncope ait disparu.

APPENDICE AUX MALADIES DU COEUR.

CHAPITRE PREMIER.

HYDRO, HÉMO ET PNEUMO-PÉRICARDE.

Tout épanchement de sérosité abondant, développé primitivement dans le péricarde, constitue l'*hydro-péricarde.* Ces épanchements séreux sont fréquents à la suite d'une hydropisie générale ou d'une inflammation aiguë ou chronique du péricarde; mais ils sont rares comme maladie idiopathique; enfin, ces épanchements séreux peuvent être le fruit d'une exhalation qui s'est produite dans la dernière période de la vie. Dans l'hydropisie générale, le péricarde contient toujours, proportion gardée, moins de liquide que les autres cavités séreuses; il est rare qu'on y trouve plus d'un litre de liquide, quoique Corvisart ait dit y en avoir trouvé huit pintes; le liquide qui y est renfermé est ordinairement citrin et transparent; il n'est trouble et floconneux que lorsqu'il existe une péricardite.

Les *symptômes généraux* que les auteurs assignent à l'hydro-péricarde sont très-obscurs : la pesanteur vers la région du cœur, la sensation de flot que les malades y ressentent, les ondulations du liquide, perçues et même vues entre les espaces intercostaux, l'irrégularité des battements du cœur, la fréquence et l'intermittence du pouls, l'orthopnée, les palpitations, les syncopes. Tous ces signes n'ont rien de bien caractéristique.

Les *symptômes locaux* nous permettent de reconnaître facilement ces épanchements, lorsqu'il y a de 200 à 250 grammes de liquide; la *matité* est augmentée et remonte sous le sternum jusqu'à la deuxième côte; on trouve à la région précordiale une *voussure* notable; l'*impulsion* est faible, ondulatoire et *variable dans son siége;* les *bruits*, surtout le premier, sont éloignés.

L'hydro-péricarde, qui est la conséquence d'une hydropisie générale, réclame le même traitement que l'hydropisie; l'hydro-péricarde consécutif à une inflammation du péricarde doit être combattu par le traitement habituel de la péricardite. C'est dans le traitement de l'hydro-péricarde réputé idiopathique qu'on a proposé cette opération, qui consiste à ponctionner le péricarde. Pour être conséquents avec eux-mêmes, ceux qui proposaient cette opération devaient réclamer les injections irritantes dans le péricarde, afin de déterminer l'adhérence intime des parois; aussi ces injections ont-elles été proposées; mais jusqu'à ce jour le tout est encore à l'état de projet, et un praticien prudent s'abstiendra de pratiquer des opérations aussi dangereuses et aussi peu rationnelles.

L'épanchement de sang dans le péricarde ou l'*hémo-péricarde* reconnaît des causes variées : il peut être le résultat de la rupture d'un des vaisseaux du cœur, du cœur lui-même ou des gros vaisseaux qui en naissent ; le sang, épanché en quantité plus ou moins considérable, est ordinairement coagulé en très-grande partie. Les signes physiques de cet épanchement sont les mêmes que ceux de l'épanchement séreux.

On peut trouver enfin dans le péricarde une certaine quantité de gaz (*pneumo-péricarde*) ; on ne sait encore que bien peu de choses sur la quantité, la qualité, la nature chimique des gaz qu'on rencontre dans le péricarde. Le plus souvent il s'y joint un épanchement de liquide. La région cardiaque résonne alors à la percussion, et l'on perçoit un bruit de fluctuation déterminé par les battements du cœur, M. Bricheteau a signalé comme symptôme du pneumo-péricarde l'existence d'un bruit qu'il a comparé à celui de la roue de moulin. Lorsqu'on incise le péricarde, les gaz s'échappent en sifflant. Laennec croyait, mais sans fondement, que la propagation des bruits du cœur à une certaine distance des parois de la poitrine était due au développement momentané d'un gaz, qui le plus souvent est résorbé promptement, et dont la présence dans le péricarde ne donne lieu à aucun accident grave.

CHAPITRE II.

POLYPES OU CONCRÉTIONS SANGUINES DU COEUR.

Sous le titre de polypes nous comprenons principalement les caillots sanguins qui se développent dans le cœur pendant la vie. Le sang peut se coaguler avant la mort : c'est un fait incontestable que nous observons tous les jours dans les artères et dans les veines où ce liquide se coagule, s'organise, contracte des adhérences avec les parois et finit par oblitérer le calibre des vaisseaux.

C'est dans les cavités droites, dans les oreillettes surtout, que les concrétions polypeuses s'observent le plus souvent, sans doute parce que le sang stagne plus facilement dans ces cavités et qu'il s'y accumule en plus grande abondance pendant les derniers périodes de la vie ; peut-être aussi, comme le pense M. Bouillaud, faut-il attribuer cette disposition à la fréquence des inflammations veineuses, qui se propagent quelquefois jusque dans les cavités droites, et à une tendance plus marquée à la coagulation dans le sang veineux que dans le sang artériel.

Caractères anatomiques. 1° *Polypes non organisés.* Les polypes qui se forment après la mort ou dans les derniers instants de la vie sont constitués par du sang noir à demi coagulé, recouverts dans une plus ou moins grande étendue d'une couche de fibrine jaunâtre, d'une épaisseur variable; quelquefois ils consistent en une masse jaunâtre ou blanchâtre, tremblotante, transparente comme une gelée. Ces concrétions n'adhèrent pas aux parois du cœur, ne présentent aucune trace d'organisation, et se rencontrent principalement dans les cavités droites.

2° *Polypes faiblement organisés.* Les polypes qui ont commencé à s'organiser avant la mort sont plus fermes, plus opaques, moins chargés de sérosité, et d'une texture fibreuse plus distincte que les précédents; ils sont disposés souvent en couches concentriques; leur couleur blanchâtre ou jaunâtre présente en quelques points une teinte couleur de chair ou légèrement violette; ils adhèrent aux parois du cœur d'une assez forte manière, et cette adhérence a lieu souvent par l'intermédiaire d'un tissu filamenteux, dont la rupture laisse des rugosités sur la membrane interne du cœur et à la surface du polype. Leur surface est souvent parsemée de taches de sang qui pénètrent plus ou moins profondément. Quelques polypes contiennent dans leur intérieur du pus de bonne nature ou du pus concret et sanieux, ce qui rapproche beaucoup les polypes des *végétations globuleuses* que nous avons décrites à l'article *Maladies des valvules.* On rencontre pour l'ordinaire ces concrétions polypeuses dans les cavités gauches.

3° *Polypes complètement organisés.* Ce sont des polypes dont la formation est ancienne, et date quelquefois de plusieurs mois avant la mort; ils sont complètement opaques et ressemblent parfaitement aux caillots les plus anciens que renferment les anévrismes. Leur adhérence aux parois du cœur est extrêmement solide; on les rencontre aussi souvent dans les cavités gauches que dans les cavités droites.

Causes. Le développement des concrétions polypeuses du cœur peut avoir lieu sous l'influence de *causes mécaniques* ou de *causes vitales.*

1° *Causes mécaniques.* Tout ce qui apporte un obstacle mécanique au cours du sang et qui en cause la stagnation (maladies des valvules, dilatation, ramollissement du cœur, maladies cachectiques, agonie, etc.) peut amener le développement de concrétions sanguines dans le cœur, déterminer l'exsudation d'une lymphe plastique, et la formation d'adhérences, mais seulement lorsque la vie de l'individu se prolonge pendant un certain temps.

2° *Causes vitales.* L'inflammation de la membrane interne du cœur, l'introduction de substances délétères dans le torrent circulatoire, la tendance particulière que le sang a à se coaguler sous l'influence d'une phlegmasie déjà existante, voilà les principales causes vitales des concrétions polypeuses du cœur.

Symptômes. A. *Symptômes généraux.* — Augmentation extrême et subite de la dyspnée; pouls faible, petit, irrégulier, inégal et intermittent; sentiment intolérable d'angoisse et de suffocation; insomnie; agitation continuelle; refroidissement des extrémités; teinte livide de la face; nausées et vomissements continuels; et dans quelques cas de la stupeur et de faibles mouvements convulsifs.

B. *Symptômes locaux.*—Les battements du cœur deviennent extrêmement confus et irréguliers; la matité à la percussion augmente lorsque la concrétion polypeuse est énorme et distend les cavités du cœur. L'auscultation fait reconnaître une diminution notable de la sonoréité des bruits du cœur, qui deviennent sourds et étouffés; enfin, dans quelques circonstances, où une concrétion polypeuse est intriquée dans une valvule, ou pend librement dans un orifice, ainsi que nous l'avons vu dernièrement, on perçoit un murmure doux, dont le maximum varie suivant le siége de la concrétion polypeuse et l'orifice affecté. Ce murmure ne peut être considéré comme signe de l'existence du polype que lorsqu'il est établi : 1° qu'il n'existait pas antérieurement ; 2° qu'il ne dépend pas d'une affection inflammatoire des valvules du cœur.

Diagnostic. Lorsqu'on voit survenir subitement une extrême irrégularité des battements cardiaques et artériels, et tous les symptômes généraux et locaux que nous venons d'examiner, il ne peut rester que peu de doute sur la présence d'une concrétion polypeuse du cœur. Les cas difficiles sont ceux dans lesquels il existait déjà une maladie du cœur, avec irrégularité des battements de cet organe. Cependant dans ces derniers cas, si l'irrégularité s'aggrave subitement, si les battements deviennent plus anormaux, plus confus, plus obscurs, si l'on trouve tous les symptômes généraux précédents, on peut presque toujours affirmer qu'il existe un polype du cœur. Les polypes formés longtemps avant la mort sont bien loin d'être aussi faciles à reconnaître, surtout ceux qui se bornent à donner naissance aux symptômes d'une maladie des valvules. Nous avouons n'avoir d'autres moyens de résoudre la difficulté que ceux tirés de la marche de la maladie et du mode d'enchaînement des symptômes.

Marche, durée, terminaisons et pronostic. Les concrétions sanguines une fois organisées persistent ordinairement jusqu'à la mort, et ne diminuent pas de volume. Les concrétions récentes et peu volumineuses peuvent-elles disparaître par l'absorption, ainsi que le pense M. Bouillaud? cela est probable, mais n'est rien moins que prouvé. Les polypes du cœur se terminent ordinairement par la mort dans un temps assez court. Ceux qui occupent les oreillettes et surtout ceux qui prennent rapidement un grand volume déterminent encore plus promptement la mort. Il suit de ce que nous venons de dire que le pronostic des concrétions polypeuses du cœur est toujours très-grave.

Traitement. Rien de plus controversé que le mode de traitement des polypes du cœur. M. Bouillaud propose l'usage des saignées plus ou moins répétées, pour modifier la tendance qu'a le sang à se coaguler ; Hope les repousse comme un moyen dangereux et inefficace ; enfin quelques auteurs, guidés seulement par des vues théoriques, proposent l'usage des boissons délayantes, données en grande abondance, des sels de potasse, de soude, dans le but de dissoudre ces concrétions. Cette divergence ne prouve que trop qu'on ne connaît aucun traitement efficace contre cette maladie.

FIN.

BIBLIOTHEQUE ROYALE

TABLE DES MATIÈRES.

PREMIÈRE PARTIE

ANATOMIE ET PHYSIOLOGIE DU COEUR.

DEUXIÈME PARTIE.

PATHOLOGIE DU COEUR.

PREMIÈRE CLASSE.

MALADIES INFLAMMATOIRES DU COEUR ET DES GROS VAISSEAUX.

DEUXIÈME CLASSE.

MALADIES ORGANIQUES DU COEUR ET DES GROS VAISSEAUX.

TROISIÈME CLASSE.

MALADIES NERVEUSES DU COEUR.

APPENDICE AUX MALADIES DU COEUR.

FIN DE LA TABLE.

www.ingramcontent.com/pod-product-compliance
Ingram Content Group UK Ltd.
Pitfield, Milton Keynes, MK11 3LW, UK
UKHW012209240726
13966UKWH00002B/657

9 782011 949202